Practical Guide Series in Cancer Nursing

がん看護実践ガイド

日本がん看護学会企画編集委員会
小松浩子・阿部まゆみ・梅田 恵・神田清子・森 文子

がん患者のQOLを高めるための

骨転移の知識とケア

監修 一般社団法人 日本がん看護学会

編集 梅田 恵 昭和大学大学院保健医療学研究科教授, がん看護専門看護師
樋口比登実 昭和大学病院緩和医療科教授, 緩和ケアセンター長

医学書院

《がん看護実践ガイド》		
がん患者のQOLを高めるための 骨転移の知識とケア		
発　行	2015年3月1日　第1版第1刷Ⓒ	
監　修	一般社団法人 日本がん看護学会	
編　集	梅田　恵・樋口比登実	
発行者	株式会社　医学書院	
	代表取締役　金原　優	
	〒113-8719　東京都文京区本郷1-28-23	
	電話　03-3817-5600(社内案内)	
組　版	明昌堂	
印刷・製本	三美印刷	

本書の複製権・翻訳権・上映権・譲渡権・公衆送信権(送信可能化権を含む)
は(株)医学書院が保有します.

ISBN978-4-260-02083-1

本書を無断で複製する行為(複写, スキャン, デジタルデータ化など)は, 「私的使用のための複製」など著作権法上の限られた例外を除き禁じられています. 大学, 病院, 診療所, 企業などにおいて, 業務上使用する目的(診療, 研究活動を含む)で上記の行為を行うことは, その使用範囲が内部的であっても, 私的使用には該当せず, 違法です. また私的使用に該当する場合であっても, 代行業者等の第三者に依頼して上記の行為を行うことは違法となります.

JCOPY 〈(社)出版者著作権管理機構　委託出版物〉

本書の無断複写は著作権法上での例外を除き禁じられています. 複写される場合は, そのつど事前に, (社)出版者著作権管理機構(電話 03-3513-6969, FAX 03-3513-6979, info@jcopy.or.jp)の許諾を得てください.

● 執筆者一覧（執筆順）

神　與市	東京都保健医療公社荏原病院・整形外科部長
永井隆士	昭和大学医学部整形外科学講座・講師
後閑武彦	昭和大学医学部放射線医学講座・教授
須山淳平	昭和大学医学部放射線医学講座・講師／ 湘南東部総合病院・放射線科 診断・核医学部門部長
白旗敏之	昭和大学医学部整形外科学講座・講師
樋口比登実	昭和大学病院緩和医療科・教授／緩和ケアセンター長
和田紀子	昭和大学病院薬剤部
柏原由佳	昭和大学病院薬剤部
吉村亮一	東京医科歯科大学大学院腫瘍放射線治療学・教授
梅田　恵	昭和大学大学院保健医療学研究科・教授 昭和大学病院看護部，がん看護専門看護師
熊谷靖代	東京山手メディカルセンター看護部看護師長，がん看護専門看護師
林ゑり子	藤沢湘南台病院看護部，がん看護専門看護師
後藤志保	がん研究会有明病院看護部，がん看護専門看護師
風間郁子	筑波大学附属病院看護部，がん看護専門看護師
大畑美里	聖路加国際病院看護部，がん看護専門看護師
山内照夫	聖路加国際病院・腫瘍内科部長
和田千穂子	国立がん研究センター中央病院看護部，がん看護専門看護師
堀之内秀仁	国立がん研究センター中央病院・呼吸器内科医長
村木明美	済生会松阪総合病院看護部，がん看護専門看護師
清水美恵	済生会松阪総合病院・緩和医療科部長
米村智子	昭和大学病院看護部，がん看護専門看護師
梶原　敦	昭和大学医学部内科学講座消化器内科部門・助教

がん看護実践ガイドシリーズ
刊行にあたって

　《がん看護実践ガイド》シリーズは，日本がん看護学会が学会事業の1つとして位置づけ，理事を中心メンバーとする企画編集委員会のもとに発刊するものです．

　このシリーズを発刊する目的は，本学会の使命でもある「がん看護に関する研究，教育及び実践の発展と向上に努め，もって人々の健康と福祉に貢献すること」をめざし，看護専門職のがん看護実践の向上に資するテキストブックを提供することにあります．

　がん医療は高度化・複雑化が加速しています．新たな治療法開発は治癒・延命の可能性を拡げると同時に，多彩な副作用対策の必要性をも増しています．そのため，がん患者は，多様で複雑な選択肢を自身で決め，治療を継続しつつ，多彩な副作用対策や再発・二次がん予防に必要な自己管理に長期間取り組まなければなりません．

　がん看護の目的は，患者ががんの診断を受けてからがんとともに生き続けていく全過程を，その人にとって意味のある生き方や日常の充実した生活につながるように支えていくことにあります．近年，がん治療が外来通院や短期入院治療に移行していくなかで，安全・安心が保証された治療環境を整え，患者の自己管理への主体的な取り組みを促進するケアが求められています．また，がん患者が遺伝子診断・検査に基づく個別化したがん治療に対する最新の知見を理解し，自身の価値観や意向を反映した，納得のいく意思決定ができるように支援していくことも重要な役割となっています．さらには，苦痛や苦悩を和らげる緩和ケアを，がんと診断されたときから，いつでも，どこでも受けられるように，多様なリソースの動員や専門職者間の連携・協働により促進していかなければなりません．

　がん看護に対するこのような責務を果たすために，本シリーズでは，治療別や治療過程に沿ったこれまでのがん看護の枠を超えて，臨床実践で優先して取り組むべき課題を取り上げ，その課題に対する看護実践を系統的かつ効果的な実践アプローチとしてまとめることをめざしました．

　例えば，『がん患者のQOLを高めるための 骨転移の知識とケア』というトピックでは，どのようながん種の患者に対しても，骨転移の機序や治療の理解，リハビリテーションや二次障害の予防に対する自己管理に関する知識と技術を提供できるよう，学ぶべきエッセンスが系統的にまとめられています．がん看護の実践に必要な医学的・薬理学的知識は，ポイントを絞って深く学べるように，医師や薬剤師がわかりやすく解説するよう配慮されています．苦手意識をもっていては，適切ながん看護は行えません．

　本シリーズは，医師や薬剤師など他の専門職者の方々にもぜひ活用いただきたいと考えています．『がん患者へのシームレスな療養支援』というトピックでは，患者や家族が望む生活や生き方を重視した療養の場の移行を多職種チームとしてかなえていくための方法

に焦点があてられています．患者中心のケアの考え方，連携・調整に必要なコミュニケーション技術や必要なリソースの開発や活用方法など，専門職者が共通して獲得すべき知識・技術が解説されています．

　《がん看護実践ガイド》シリーズは，読者とともに作り上げていくべきものです．シリーズとして取り上げるべき実践課題，本書を実践に活用した成果や課題など，忌憚のない意見をお聞かせいただけるよう願っています．

　最後に，日本がん看護学会監修による《がん看護実践ガイド》シリーズを医学書院のご協力のもとに発刊できますことを心より感謝申し上げます．本学会では，医学書院のご協力を得て，これまでに『がん看護コアカリキュラム』(2007年)，『がん化学療法・バイオセラピー看護実践ガイドライン』(2009年)，『がん看護PEPリソース—患者アウトカムを高めるケアのエビデンス』(2013年)の3冊を学会翻訳の書籍として発刊して参りました．がん看護に対する重要性をご理解賜り，がん医療の発展にともに寄与いただいておりますことに重ねて感謝申し上げます．

2015年1月

一般社団法人日本がん看護学会理事長・企画編集委員会委員長

小松浩子

序

　がんの進行とともに併発する骨転移は，無症状であることも少なくない．しかし，骨折予防のための行動制限や，骨折，そして複雑で全人的苦痛への対応が必要となってしまう．また，それまで侵襲を伴うがん治療と何とか折り合いをつけてきたがん患者の毎日の生活は骨転移によって一変し，生活の再構築や，完治が望めない病態と向き合うことを余儀なくされる．そのため，がん患者はがんの闘病生活を送るための心身のエネルギーがあらためて必要となる．

　近年のがん治療の発達は，延命期間，つまり骨転移の病態とともに生活する期間の延長を意味し，骨転移のある患者に必要とされるケアは重要性を増している．骨折や麻痺など骨転移に伴う障害の予防や，起こってしまった障害とともにあるその人らしい生活の工夫，そして骨転移の痛みなどの症状マネジメントは，看護の専門性を発揮することが期待される重要な実践である．

　しかし，骨転移の理解や対策・ケアについてまとめて解説された文献はこれまでのところあまり見当たらない．そこで本書では，さまざまに起こっている骨転移の病態や治療を1冊にまとめ，看護ケアをより発展的に創造できることをめざした構成を試みている．

　骨転移への対策やケアは予測性をもって取り組むことが重要であるため，第1章では骨転移の基本的な病態生理を，第2章では骨転移の治療についての知識を多分野から論説いただいた．続いて，それらの知識をもとに患者のQOLを維持した生活へのケアが提供できるよう，第3章では骨転移を起こした部位別の視点から，リハビリテーションや他職種との協力も含めたケアについて述べていただいた．また，第4章では疾患別にがん治療の経過の全体像を基盤とし，骨転移へのケアや治療についてまとめていただいた．そのなかで，骨転移で特徴的なリスクとの向き合い方や痛みのマネジメント，療養の場の調整を含めたケアについて，症例を通して振り返ることができるだろう．

　本書が系統的に骨転移を理解するために活用され，骨転移とともに生活する多くの患者への看護をもう一歩先に進め，さらなる看護への期待に応えていけることを願っている．

2015年1月

編集　樋口比登実・梅田　恵

目次

第1章 骨転移を理解しよう — 1
骨転移の病態生理と診断

1 骨転移とは [神 與市] — 2
- 1 悪性骨腫瘍の分類 — 2
- 2 骨転移の症状 — 2
- 3 治療戦略 — 3

2 正常骨の代謝 [永井 隆士] — 4
- 1 なぜ，骨を壊す必要があるのか — 4
- 2 骨のリモデリング — 4
- 3 破骨細胞と骨芽細胞 — 7
- 4 破骨細胞の機能 — 8
- 5 骨吸収異常 — 9

3 骨転移の成長と疫学 [永井 隆士] — 10
- 1 骨転移の過程 — 10
- 2 骨転移の分類 — 11
- 3 骨転移の治療の適応 — 14

4 骨転移の部位と症状の発現 [永井 隆士] — 15
- 1 骨転移をもたらす腫瘍 — 15
- 2 骨転移の好発部位 — 16
- 3 骨転移の症状と対応 — 17
- 4 骨転移による骨以外の症状 — 18

5 骨転移の診断―画像診断法を中心に [後閑 武彦] — 19
- 1 画像診断法：単純X線写真 [須山 淳平] — 21
- 2 画像診断法：骨シンチグラフィ [須山 淳平] — 25
- 3 血液検査 [白旗 敏之] — 30

第 2 章　骨転移の治療法 ── 33

1　骨転移で選択される治療法 [樋口 比登実] ── 34
1. 骨転移の診断と説明 ── 34
2. 骨転移治療の進め方 ── 35
3. 各症状への対応 ── 36
4. まとめ ── 37

2　薬物療法 ── 38
1. 骨吸収抑制薬 [和田 紀子] ── 38
2. 鎮痛薬 [柏原 由佳] ── 46

3　放射線治療 [吉村 亮一] ── 59
1. 放射線治療の役割 ── 59
2. 放射線治療の適応 ── 59
3. 放射線治療の計画 ── 60
4. 放射線治療の効果 ── 62
5. 有害事象 ── 62
6. 内部照射療法 ── 63

4　手術療法 [白旗 敏之] ── 66
1. 四肢の骨転移に対する手術療法 ── 66
2. 脊椎の骨転移に対する手術療法 ── 68

5　神経ブロック [樋口 比登実] ── 75
1. 神経ブロックの基本 ── 75
2. 神経ブロックの実際 ── 75
3. 痛みなく過ごすために ── 80

6 理学的管理 [神 與市] —— 81

1 頸椎転移 —— 81
2 胸椎・腰椎転移 —— 83
3 下位腰椎・仙骨・腸骨・大腿骨近位骨転移 —— 84
4 上腕骨転移 —— 84

第3章 骨転移とQOLを高めるケア —— 85

1 骨転移における看護 [梅田 恵] —— 86

1 骨転移とQOL —— 86
2 骨転移のある患者への看護の役割 —— 87
3 多様性が求められる時代とQOL —— 88

**2 骨転移の生活への影響とケア
—自覚する症状のない場合** [熊谷 靖代] —— 90

1 骨転移が診断されていない患者へのケア —— 90
2 症状のない骨転移が疑われたときのケア —— 92
3 症状のない骨転移を診断されたときの患者へのケア —— 94

**3 骨転移の生活への影響とケア
—非荷重骨の骨折を伴う場合** [林 ゑり子] —— 98

1 荷重骨と非荷重骨とは —— 98
2 非荷重骨への転移と病的骨折リスク —— 99
3 非荷重骨の骨折 —— 100
4 非荷重骨の骨折の看護ケア —— 103

**4 骨転移の生活への影響とケア
—荷重骨の骨折を伴う場合** [後藤 志保] —— 107

1 荷重骨の骨折が及ぼす影響 —— 107
2 脊椎への転移と圧迫骨折 —— 108
3 骨盤への転移と骨折 —— 113
4 四肢長管骨（上腕骨・大腿骨）への転移と骨折 —— 115

  5 患者を支えるチーム医療 —— 117

5 骨転移のある患者のリハビリテーション ［風間 郁子］—— 119

  1 骨転移患者のリハビリにおける看護の役割 —— 119
  2 骨転移のリハビリにおける看護ケア —— 120

第 4 章 がん種からみる骨転移の経過とケア —— 137

1 長期経過をたどるなかでの再発・転移 ― 乳がんからの骨転移 ［大畑 美里・山内 照夫］—— 138

  経過 1 骨転移痛の出現（痛みのマネジメントのためのアプローチ開始）—— 139
  経過 2 がんの広がりによる骨転移痛の増強 —— 142
  経過 3 骨転移による症状の慢性化 —— 146

2 治療・看護の方針変更となった症例 ― 肺がんからの骨転移 ［和田 千穂子・堀之内 秀仁］—— 149

  経過 1 原発がんの診断と治療（股関節痛出現前）—— 151
  経過 2 股関節痛の出現 —— 154
  経過 3 多発性骨転移の診断 —— 157
  経過 4 股関節痛の軽減 —— 159
  経過 5 原疾患の治療方針変更 —— 161
  ＋α 本症例における倫理的ジレンマ —— 162

3 症状の進行に伴う苦痛への対応 ― 進行膀胱がんからの骨転移 ［村木 明美・清水 美恵］—— 164

  経過 1 診断までの経過 —— 166
  経過 2 原疾患の治療経過と骨転移痛の出現 —— 166
  経過 3 緩和医療科外来での介入（泌尿器科と緩和医療科との併診開始）—— 167
  経過 4 入院，緩和ケアチームの介入開始 —— 170
  経過 5 その後の経過（緩和ケア病棟）—— 173

4　安全の保障と安心できる日常生活の調整
　　―消化器がんからの骨転移　［米村 智子・梶原 敦］── 175

　　経過 1　肝がん罹患から入院まで ── 177
　　経過 2　急激ながんの進行と治療方針の変更 ── 179
　　経過 3　骨転移に伴う症状の予防 ── 182
　　経過 4　骨転移の進行 ── 184
　　経過 5　その後の経過 ── 187

索引 ── 191

Column

正常な骨の画像を覚えよう ── 13
非荷重骨の骨転移のピットフォール ── 99
痛みのフレア現象 ── 116

ブックデザイン：小口翔平 + 西垂水敦（tobufune）

第 1 章

骨転移を理解しよう

骨転移の病態生理と診断

1 骨転移とは

1 悪性骨腫瘍の分類

　悪性骨腫瘍は，骨自体から発生した原発性悪性骨腫瘍と体のほかの部分に生じた悪性腫瘍が骨に転移した転移性骨腫瘍に分類されている．原発性悪性骨腫瘍には，骨肉腫，軟骨肉腫，ユーイング肉腫，悪性線維性組織球腫などがあるが，人口100万人に対して年間約4人とまれな疾患と推定されている．一方，転移性骨腫瘍は，骨が肺・肝臓とともに悪性腫瘍の主たる標的器官であるため，原発巣の悪性度が進行すると発生しやすく，頻度が非常に高い疾患である．骨腫瘍の原因として転移が第1位である．

　厚生労働省人口動態統計によると，平成24年の死亡数で，悪性新生物（がん）は死因順位第1位の36万963人（人口10万対286.6）であった．全死亡者に占める割合は28.7%となっている．がん患者の約3割が骨転移をきたすといわれているため，年間の転移性骨腫瘍新患者数は，生存している患者数も含めると10万人を超すと推測される．

　しかし，骨転移そのものが生命に危機的状況をもたらすわけではない．正常な骨，関節の役割として，体重を支えられる支持性，痛みのない無痛性，滑らかな動きを獲得する可動性が挙げられるが，転移性骨腫瘍の臨床的問題点は，病的骨折や神経麻痺・コントロール困難な疼痛などである．

2 骨転移の症状

　初期には，骨転移巣部位の皮質骨や海綿骨の骨溶解などにより局所の腫脹や安静時の持続性の疼痛を伴うことが多い．そして骨転移巣の範囲が広がり骨折をきたすと，圧潰や変形などを生じ，四肢骨，関節，脊椎での支持性，無痛性，可動性はすべて失われることになる．また，脊椎転移では腫瘍性病変や病的骨折を起こした骨片などにより脊髄性の疼痛やしびれ，運動麻痺が出現する．骨転移部位としては，血行の豊富であるところが好発であり，脊椎が最も多く，その他では，骨盤，大腿骨，上腕骨，肋骨などが挙げられる．

　転移性骨折が生じると，患者の日常生活活動（ADL）は突然，大きく低下し，苦痛に満ちた生活を余儀なくされることとなる．高齢者の場合，長期臥床安静のため，肺炎，尿路感染，認知症，関節拘縮，廃用性症候群，深部静脈血栓症などの合併症を併発しやすく，原発の悪性腫瘍の影響以外で生命予後を左右されることになる．

3 治療戦略

　転移性骨腫瘍の治療戦略として，まずは種々の画像診断による早期診断が大切である．各種画像診断の特徴として，単純X線検査では皮質骨を含めた溶骨性変化の確認，造影CTでは原発巣の検索や骨転移部での骨破壊の程度の評価，MRIでは骨髄腔内および骨外の広がりの評価や化膿性骨髄炎との鑑別の評価，PET，骨シンチグラムでは転移巣の全身検索などが挙げられる．

　骨転移したがん細胞から放出される副甲状腺ホルモン関連タンパク(PTHrP)は，骨芽細胞を活性化し，その後に前破骨細胞を介して破骨細胞を活性化させることにより骨吸収を促進させ，骨溶解を引き起こすことがわかってきている．骨溶解により骨中から溶出した腫瘍増殖因子(TGF-β)やインスリン様増殖因子(IGF)などの物質がまた，がん細胞を刺激するという悪性のサイクルが構成されている．症例によっては高カルシウム血症などの全身障害を惹起することもある．薬物療法では，この代謝回路をさまざまなところでブロックすることにより，骨破壊の進行を抑制している．

〔神 與市〕

2 正常骨の代謝

　骨を構成する細胞は，大きく分けて，骨芽細胞，破骨細胞，骨細胞の3つある．骨芽細胞は骨を作る細胞，破骨細胞は骨を壊す細胞，骨細胞は骨を形成する細胞である．これらの細胞がネットワークを作って骨を作ったり壊したりして骨の代謝回転をまかなっている．

1 なぜ，骨を壊す必要があるのか

　「骨を作る」ことは納得できるが，せっかく作った骨をなぜ壊さなければいけないのだろうか．この答えは，破骨細胞が活動しないと何が起こるのかを考えるとわかりやすい．ここで古い鉄筋コンクリートのビルを思い浮かべてみてほしい．時間の経過とともにコンクリートには小さなヒビが生じてしまうが，壊すことができればヒビ割れ部分を取り除いて，新しいコンクリートを流し込むことができる．しかしながら壊すことができなければ，表面だけ繕っておくことしかできない．そのうち，小さなヒビが重なりあって，大きなヒビとなり，いずれ内側から崩壊していってしまう．骨も同様に，破骨細胞が活動しないと小さな骨折(微小骨折)の蓄積が生じ，いずれ折れやすくなる．
　また，骨は骨髄部分が中空構造となっている．これも骨折しないように工夫されている結果である．黒板に使うチョークを思い出してほしい．チョークは中が詰まっており，一見すると丈夫そうに見えるが，力加減ですぐに「ボキッ」と折れてしまう．一方，中に穴が空いていると力学的に強さをもつことができるのである．この穴の部分を作っているのも破骨細胞である．破骨細胞は，非常に大切な役割を担っている．

2 骨のリモデリング

　骨は常に古い骨を溶解して吸収し，その場で新しい骨を形成することによって新陳代謝を繰り返して骨の強度を保っている．この骨代謝を「骨のリモデリング」といい，ヒトでは3～6か月間の周期で繰り返されている．リモデリングの過程は，次のようなサイクルをたどる．まず，活性化された破骨細胞が骨を吸収し，その後破骨細胞はアポトーシスをきたして吸収を終える(吸収期)．次に，骨芽細胞が骨吸収窩に移動し(逆転期)，骨芽細胞が類骨を形成し，さらに類骨にハイドロキシアパタイトが沈着して石灰化が進んでいく(形成期)．骨表面は扁平なライニングセルで覆われ，平穏状態を保つ(休止期)．休止期の

骨梁表面で破骨細胞が活性化され(活性化期)，再び骨吸収期へ移行する[1]．

閉経に伴う骨粗鬆症

一般に骨密度は20歳で成人骨量に達し，50歳までは横ばいに推移する．女性は，閉経を迎えると骨密度が急激に減少していく(**図1-1**)．骨粗鬆症にはステロイドなどの薬剤性や，胃がんなどで胃切除を行った後の吸収障害による続発性骨粗鬆症があるが，女性の場合は閉経を迎えて骨が弱くなる閉経後骨粗鬆症が典型例である．

骨は，日常的にさまざまなホルモンや生体因子の作用を受けている．女性の場合は，血中のエストロゲン濃度が低下し閉経を迎えると，骨芽細胞を介して破骨細胞の前駆細胞が活性化され，成熟した破骨細胞となる．破骨細胞は骨を壊すことが仕事であり，どんどん骨を破壊してしまい，その結果として骨がスカスカの状態となり骨粗鬆症をきたす(**図1-2**)．

もう少しくわしく

エストロゲンが減少すると，骨芽細胞や骨髄間質細胞からIL(interleukin)-7の産生が亢進する．IL-7は骨髄由来未熟T細胞や成熟T細胞の末梢での増殖を促す．その結果，TNF-α(tumor necrosis factor-α)やRANKL(receptor activator of nuclear factor-κB ligand，p.7にて後述)の発現が亢進し，破骨細胞が活発化する．一方，エストロゲンの欠乏は骨髄でのTGF-β(transforming growth factor-β)の産生を低下させる．T細胞に対する抑制力が低下するためTNF-αの分泌が亢進し，破骨細胞の分化が促進される[2](**図1-3**)．

骨代謝マーカー

骨を作ったり壊したりすることを骨代謝というが，この骨代謝は，速すぎても遅すぎて

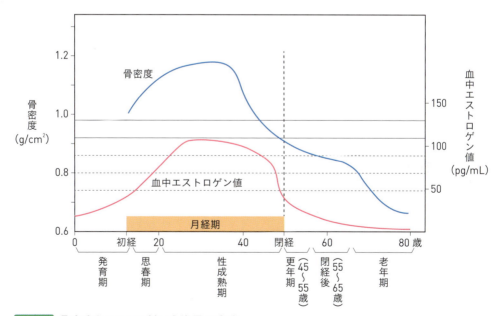

図1-1 骨密度とエストロゲン分泌量の変化

〔小山嵩夫．(2008)．あなたの医学書 女と男の更年期．p43，図3，誠文堂新光社より，一部改変〕

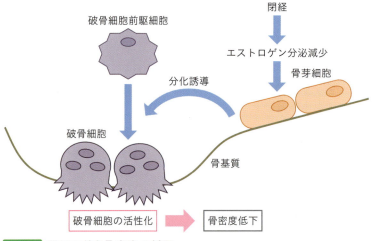

図 1-2 閉経に伴う骨密度の低下

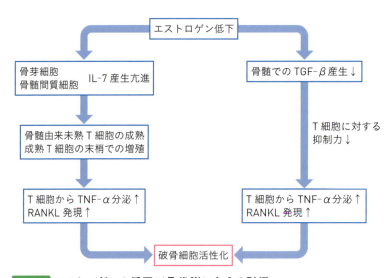

図 1-3 エストロゲンの低下が骨代謝に与える影響

も最大骨強度を保つことができず，中間を保つことが大切である（**図 1-4**）．最近では骨代謝マーカーといわれる，尿中 NTX（Ⅰ型コラーゲン架橋 N-テロペプチド），血清 BAP（骨型アルカリホスファターゼ），血清 TRACP-5b（骨型酒石酸抵抗性酸性ホスファターゼ），血清 P1NP（Ⅰ型プロコラーゲン-N-プロペプチド）などを測定することによって，骨代謝回転を調べることができるようになっている（**表 1-1**）．骨代謝回転が中等度亢進している場合は骨代謝亢進と考えられるが，高度に亢進している場合には，（転移性）骨腫瘍を疑う必要がある．

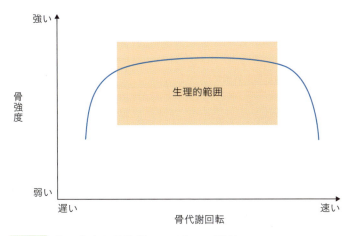

図 1-4 骨の強度と骨代謝のサイクルの関係
骨代謝回転が生理的範囲を外れると，骨の強度は低下する．
〔Weinstein RS. (2000). True strength. J Bone Miner Res, 15(4), 621-625, Fig.2. より，一部改変〕

表 1-1 骨代謝マーカーの基準値，カットオフ値，異常高値

項目	基準値	測定法	カットオフ値 骨量減少	カットオフ値 骨折	異常高値	最小有意変化(%)
骨吸収マーカー						
尿中 DPD	2.8〜7.6 nmol/mmol・Cr[#1]	EIA	5.9	7.6	> 13.1	23.5
尿中 NTX	9.3〜54.3 nmolBCE/mmol・Cr[#1]	EIA	35.3	54.3	> 89.0	27.3
尿中 CTX	40.3〜301.4 μg/mmol・Cr[#1]	EIA	184.1	301.4	> 508.5	23.5
血清 NTX	7.5〜16.5 nmolBCE/L[#3]	EIA	13.6	16.5	> 24.0	16.3
血清(血漿)CTX	0.100〜0.653 ng/mL[#1]	EIA	未確定	0.653	> 1.030	23.2
血清(血漿)TRACP-5b	120〜420 mU/dL[#2]	EIA	309	420	> 760	12.4
骨形成マーカー						
血清 BAP	2.9〜14.5 μg/L[#2]	CLEIA	未確定	-	> 22.4	9.0
血清 BAP	7.9〜29.0 U/L[#2]	EIA	21.1	29.0	> 75.7	-
血清(血漿)P1NP	14.9〜68.8 μg/L[#1]	RIA	未確定	-	> 79.1	12.1
骨質マトリックス						
血清 ucOC	3.94 ng/mL[#2,4]	ECLIA	-	4.5	-	32.2

[#1,2]：30〜44 歳の閉経前女性，[#2]：測定キット発売会社資料より，[#3]：40〜44 歳の閉経前女性，
[#4]：基準値としては設定されておらずカットオフ値 4.5 ng/mL が用いられている．

〔Nishizawa Y, et al. (2005). Guidelines for the use of biochemical markers of bone turnover in osteoporosis(2004). J Bone Miner Metab, 23, 97-104.（一部引用）〕

3 破骨細胞と骨芽細胞

　破骨細胞は，血液幹細胞から分化して破骨細胞前駆細胞となる．破骨細胞前駆細胞にはRANK（receptor activator of NF-κB，破骨細胞分化因子受容体）が発現し，一方の骨芽細胞に

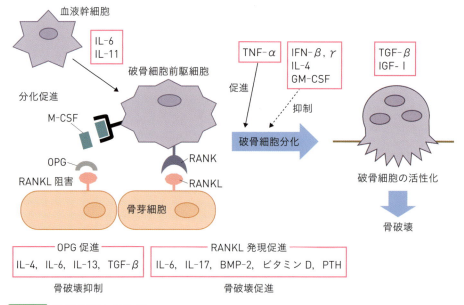

図 1-5 破骨細胞への分化

〔高見正道．(2011)．破骨細胞の分化と機能．日本臨牀，69(7)，1170，図1(一部改変)〕

はRANKL(RANK ligand, 破骨細胞分化因子)が発現する．この2つが結合することによって，破骨細胞前駆細胞は単核破骨細胞となる．単核破骨細胞同士は融合し，数個～数十個からなる多核巨細胞になり，骨吸収を開始する．一方で骨芽細胞はRANKLを阻害するOPG(osteoprotegerin)を産生し，RANK-RANKL結合を妨害することによって破骨細胞の分化を抑制する機能を有している．つまり，骨芽細胞は，破骨細胞の分化を促進する機能も，抑制する機能も両方持ち合わせているのである(**図 1-5**)[3]．

RANKLの発現を促進するものは，IL-6，活性型ビタミンD，副甲状腺ホルモン(PTH)，BMP(bone morphogenetic protein)などがある．一方，OPGの発現を促進するものは，IL-4，IL-6，TGF-βなどがある．BMP，IGF-Ⅰ，TGF-βは骨基質中に大量に存在し，破骨細胞が骨吸収の際に骨を破壊する骨基質の中から放出され，骨芽細胞に対してそれぞれ独自に作用して骨形成を促進する．

4 破骨細胞の機能

RANKLによって活性化された破骨細胞は，波状縁という特殊な構造を形成して骨吸収を行う．波状縁では，酸(水素イオン；H^+)やカテプシンKなどのタンパク質分解酵素によって石灰化した骨基質とその中にあるコラーゲンなどのタンパク質を溶かして吸収する(**図 1-6**)．

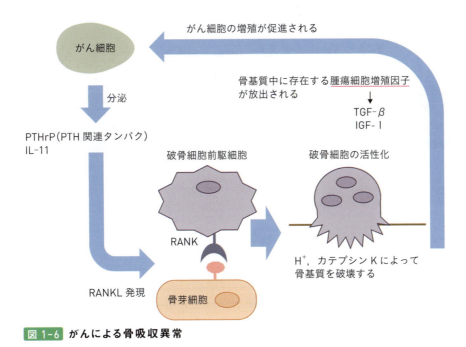

図 1-6 がんによる骨吸収異常

5 骨吸収異常

　がんの骨転移では，骨に生着したがん細胞が産生するPTH関連タンパク（PTHrP）などの骨吸収促進因子が骨芽細胞のRANKL発現を促進し，その結果，骨吸収が亢進する．さらに骨基質からIGF-ⅠやTGF-βなどの成長因子が放出され，がん細胞の増殖が促進される（図 1-6）．

　多発性骨髄腫では，骨髄腫細胞が恒常的に産生するMIP（macrophage inflammatory protein）-1が骨芽細胞でのRANKL発現を促進する．

　また，関節リウマチでは，ヘルパーT17細胞（T helper 17）がIL-17を産生し，マクロファージや線維芽細胞を誘導し，さらにRANKL発現を誘導し破骨細胞形成を誘導している[4]．

引用文献

1) 遠藤逸朗, 松本俊夫. (2009). 骨の再構築と骨代謝回転の意義. 日本臨牀, 67(5), 873-878.
2) 寺内公一. (2011). 閉経後骨粗鬆症と免疫系. 日本臨牀, 69(7), 1215-1219.
3) 高見正道. (2011). 破骨細胞の分化と機能. 日本臨牀, 69(7), 1170-1173.
4) 松本俊夫. (2011). 骨代謝研究の進歩と展望. 日本臨牀, 69(7), 1175-1180.

（永井　隆士）

3 骨転移の成長と疫学

1 骨転移の過程

がん細胞の浸潤

がん細胞が原発巣で誕生し増殖したとき，そのままでは大きな集団であり身動きができない．転移するためには，原発巣の集団から離脱しなければならない．［遊離→結合組織内への浸潤→結合組織内の移動→血管浸潤→血管内移動→着床→血管外へ（浸潤，遊離）→骨］の過程を経て，はじめて骨に転移することができる（**図1-7**）．

骨転移はおもに骨髄のある部分（赤色髄）に病巣をつくることが多く，脂肪髄（白色髄）に

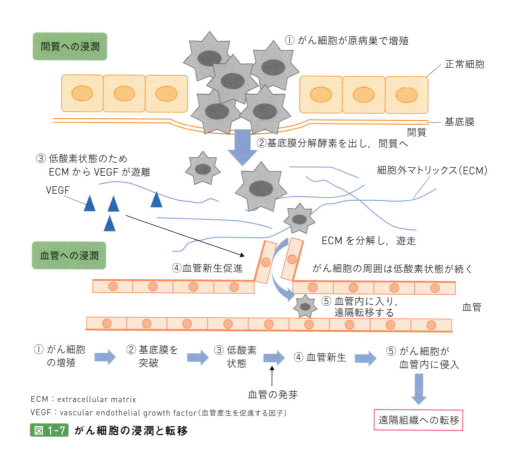

図 1-7 がん細胞の浸潤と転移

は少ないとされており，白色髄の多い手足の指先に転移することが少ない理由の1つと考えられている[1]．

骨転移の原発部位は，前立腺がん，乳がん，悪性黒色腫，甲状腺がん，肺がん，腎がん，胃がんなどである．また，骨転移の部位は，頭蓋，肩甲骨，肋骨，脊椎（頸椎，胸椎，腰椎，仙骨），骨盤，大腿骨，上腕骨などが多くなっている．

がん細胞と骨融解

一般に，がん細胞自身が骨を破壊することはないとされている．骨を壊すのは破骨細胞であり，がん細胞が破骨細胞を活性化することによって骨破壊が起こり，骨を溶かすと考えられている[2]．それゆえ，骨転移の拡大を予防するためには破骨細胞をコントロールする必要があり，現在ビスホスホネート製剤や抗RANKL製剤などが使用されている．

がん細胞とRANKL

正常な骨においては，破骨細胞による骨吸収によってIGFやTGF-βなどの増殖因子，カルシウム，リンなどの骨ミネラルが絶えず骨髄内に放出されている．IGFは，がん細胞が発現するIGF-I型受容体に結合し活性化されて，がん細胞の増殖を促進し，アポトーシスを抑制する．TGF-βは，がん細胞のII型TGF-β受容体に結合し，副甲状腺ホルモン関連タンパク（PTHrP）の産生を促進する．また，骨吸収された際に放出されるカルシウムイオンとがん細胞が有するカルシウム感受性受容体が結合して，PTHrPの産生を高める[3]．

PTHrPや各種のサイトカインは，骨芽細胞上にあるRANKLの発現を促進させる．RANKLが発現されると，破骨細胞前駆細胞にあるRANKと結合し，破骨細胞が活性化されて，骨吸収がさらに起こる．そうすると骨内に存在するTGF-βやIGFなどの増殖因子がさらに放出され，骨吸収の進行が加速度的に進むことになる（**図1-6**，p.9）．そのため，がんの骨転移が生じると，治療不能となるケースが多い．骨は非常に硬く，がん細胞が住みつくには適していないと考えられがちだが，骨は生体の中でも増殖因子を骨基質中に豊富に備えており，がん細胞にとってはむしろ増殖しやすい環境といえる．転移したがんは，原発がんと同じ種類の細胞で構成されている．

2 骨転移の分類

骨転移には，造骨型転移，溶骨型転移，両者の混同した混合型転移，骨破壊を伴わない骨梁間型転移がある[4]（**表1-2**）．純粋な造骨型転移，溶骨型転移は少なく，多くは混合型である．骨梁間型転移は，胃未分化がんや乳がんなどにみられる．画像診断が難しく，播種性血管内凝固症候群（DIC：disseminated intravascular coagulation）などの骨髄がん症を発症して気づかれることが多い[1]．

表 1-2 骨転移の分類

	造骨型	溶骨型	混合型	骨梁間型
原発臓器	前立腺がん 乳がん 胃がん(若年者)	肝細胞がん 扁平上皮がんを発生する臓器がん	各臓器腫瘍	非固定腫瘍 小細胞がんを発生する臓器がん
組織型	腺がん(低分化型) ホルモン産生性 ホルモン依存型	扁平上皮がん 腺がん(高分化がん) 骨髄腫	腺がん その他	小細胞がん 悪性リンパ腫 白血病
その他の因子	長期生存例 治療奏効例	血栓形成 梗塞 凝固壊死	長期生存例 治療奏効例 広範転移骨	初期転移巣

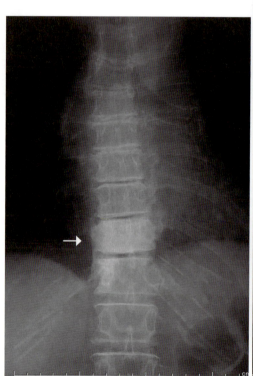
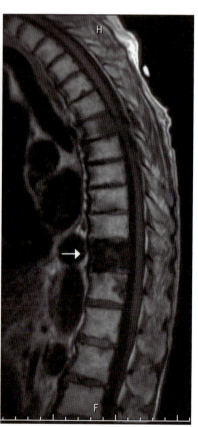

a. X線画像　　b. CT画像

図 1-8 造骨型転移

造骨型転移

　造骨型転移は，一般的には前立腺がん，胃未分化がんに多くみられる．筆者は，先日乳がんの転移でも経験した．造骨性のため，X線では骨硬化像としてみられる(図1-8)．局所的に白く映りわかりやすいが，退行性変化(例えば変形性腰椎症や変形性関節症)の場所に近いところで転移をきたすと，X線による画像診断では，加齢反応なのか，がんの転移な

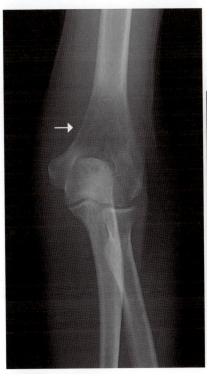
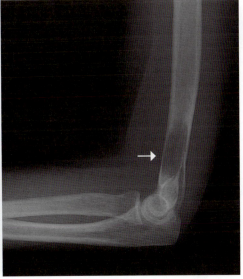

図 1-9 溶骨型転移

のか区別がつきにくいことがある．

　造骨型転移では，骨折をきたすことが少ない代わりに，骨痛を訴えることが多くなる．造骨性変化を示す前立腺がんの骨転移においても，一方的に破骨細胞だけが抑制され骨芽細胞のみ活性化することはなく，病理学的には，破骨細胞も骨芽細胞もともに活性化されている．どこで造骨型と溶骨型に分かれるのかはいまだ解明されていないものの，間質細胞が重要な役割を果たしている可能性があるとみられている[1]．

溶骨型転移

　溶骨型転移は，乳がん，肺がん，甲状腺がん，腎がん，肝がんなどに多くみられる．骨が溶けているので，X線では黒く抜けて見える（**図 1-9**）．正常の骨の画像を覚えていないと，「あれ，ここは骨ではなかったかしら？」と不安になる．

Column

正常な骨の画像を覚えよう

　骨転移を疑う場合，最初に行う画像診断はやはりX線検査である．いきなりCT，MRI，骨シンチグラフィを行う場合は多くない．そのため，「正常な骨の画像」を脳にインプットする必要がある．方法はただ1つ，たくさんのX線画像を見ることである．血液検査では基準値があり，この基準値を覚えれば正常か異常かは判断できる．しかし，画像所見の場合は基準値がない．脳と目に画像を焼き付け，直感的に正常か異常かを判断することになる．

骨が溶けているので，当然骨の強度は低下しており，骨折しやすくなっている．骨折すると痛みが増強するため，溶骨型転移を見つけたときは，骨折を起こさないように注意する必要がある．

3 骨転移の治療の適応

　骨転移の治療は，原発巣によって性質が大きく異なるため，原発巣の特徴をよく知り，手術療法，放射線療法，化学療法，ホルモン療法，破骨細胞抑制療法などを選択することになる．長期予後の見込まれる単発性骨転移や，予後が3か月以上見込まれる場合でQOLの低下の著しい下肢や脊椎への転移は積極的な手術適応と考えられる．単発性骨転移の5年生存率は50％を超えているという報告もあり[1]，積極的な治療が検討される．

　一方，骨転移はその病態によって，骨髄がん症やびまん性骨転移，多発性骨転移，単発性骨転移の3つに大きく分類できる．その中でも，骨髄がん症やびまん性骨転移に対しては手術を行うべきではない[5]．代謝異常や線溶系異常を伴っており，手術を行っても術後早期の死亡が予測されるからである．骨髄がん症やびまん性骨転移は，血液検査，X線，骨シンチグラフィ，骨髄穿刺，骨髄生検によって診断が可能である．

引用文献

1) 神田浩明．(2013)．骨転移の病理．松本俊夫，米田俊之（編），癌と骨，pp.35-45，メディカルレビュー．
2) Aoki J, Yamamoto I, Hino M, Shigeno C, Kitamura N, Sone T, Shiomi K, and Konishi J. (1988). Osteoclast-mediated osteolysis in bone metastasis from renal cell carcinoma. Cancer, 62, 98-104.
3) 米田俊之．(2004)．骨転移の成因と病態．松本俊夫，福永仁夫，米田俊之（編），癌と骨病変，pp.19-28，メディカルレビュー．
4) 森脇昭介．(2007)．骨転移の病理―基礎と臨床のはざまで．pp.40-55，杏林書院．
5) 荒木信人．(2004)．手術療法―適応と術式．厚生労働省がん研究助成金がんの骨転移に対する予後予測方法の確立と集学的治療法の開発班（編），骨転移治療ハンドブック，pp.80-81，金原出版．

（永井　隆士）

4 骨転移の部位と症状の発現

1 骨転移をもたらす腫瘍

　不思議なことに，原発がんによって転移の場所はおおよそ決まっている．骨転移は，乳がん，前立腺がん，肺がん，腎がん，甲状腺がん，悪性黒色腫などに多くなっている（**図1-10**）．原発部位ごとの発生率は，胃2〜17％，食道3〜5％，大腸9〜11％，肺19〜32％，腎臓23〜45％，膀胱13〜26％，前立腺57〜84％，子宮8〜15％，乳腺57〜73％，甲状腺19〜50％，膵臓1〜3％，および悪性黒色腫44〜57％との報告がある[1]．

　骨転移をもたらす腫瘍にも，骨を溶かすタイプ（溶骨型）と骨を造骨させるタイプ（造骨型），両者の混合タイプ（混合型），骨反応のみられないタイプ（骨梁間型）の4種類がある．破骨細胞と骨芽細胞のバランスによって決まり，破骨細胞＞骨芽細胞なら溶骨型，破骨細胞＜骨芽細胞なら造骨型となる．原発腫瘍によって骨転移のタイプにも傾向があり，ホルモン性のがんには造骨型転移が多くみられる[2-5]（**表1-3**）．

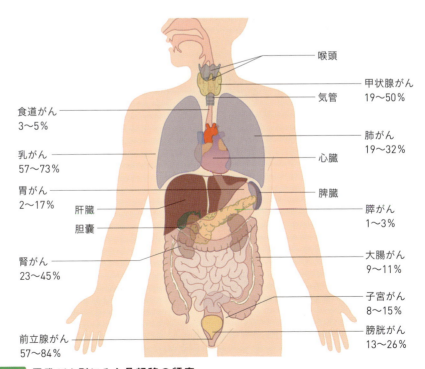

図1-10 原発がん別にみた骨転移の頻度
〔小泉満．（2000）．全身骨転移を探る―骨シンチグラフィ．p2，メディカルチャー．をもとに作成〕

2　骨転移の好発部位

骨転移部位は，頭蓋，肩甲骨，肋骨，脊椎（頸椎，胸椎，腰椎，仙骨），骨盤，大腿骨，上腕骨などに多くみられる（**図1-11**）．

表1-3　骨転移をもたらす腫瘍の発生率と種類

原発腫瘍	発生率（％）	溶骨型骨転移	造骨型骨転移	混合型転移
乳がん	65〜75	69	1	30
前立腺がん	65〜75	9	59	32
肺がん	30〜40	96	0	4
多発性骨髄腫	95〜100	100	0	0

〔Lipton A, et al. (2009). The Science and Practice of Bone Health in Oncology: Managing Bone Loss and Metastasis in Patients With Solid Tumors. J Natl Compr Canc Netw, 7(Suppl 7), S1-S30./Roodman GD. (2004). Mechanisms of Disease: Mechanisms of bone metastasis. N Engl J Med, 350(16), 1655-1664./Abeloff MD, et al. (2008). Abeloff's Clinical Oncology. 4th ed, Churchill Livingstone Elsevier. /Berruti A, et al. (1999). Differential patterns of bone turnover in relation to bone pain and disease extent in bone in cancer patients with skeletal metastases. Clin Chem, 45(8 Pt 1), 1240-1247. をもとに作成〕

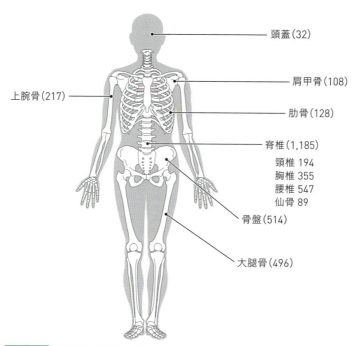

図1-11　骨転移の好発部位
（　）内は転移の症例数を示す．
〔梅田透. (1990). 癌の骨転移. 高田典彦（編）, 図説 整形外科診断治療講座 11 骨・軟部腫瘍, pp.226-241, メジカルビュー. をもとに作成〕

3 骨転移の症状と対応

骨転移に多い症状は徐々に増悪する痛みである．安静時や夜間に強くなってくるため運動制限を伴い，患者のQOLを著しく損なうことになる．特に骨転移後，骨折をきたすことにより痛みが強くなる．

下肢

下肢，特に大腿骨や膝関節は，荷重骨である．荷重骨の骨転移では，歩行障害の原因になるため生命予後によっては可及的に人工骨頭置換術，人工関節置換術を行うこともある．長管骨の転移では，皮質骨が50％破壊されると骨強度は60〜90％低下するといわれており，注意が必要である．また，足関節や足に転移をした場合，こちらも荷重がかかる場所であり，歩行が困難となる．その場合は，上肢が使えるようであれば松葉杖を使って荷重を和らげ，歩行することができる．上肢も使えないようであれば，PTB（patella tendon weight bearing）装具などを作製することによって，歩行することができるようになる．臼蓋や骨盤部への転移では，座位になっていても疼痛を訴えることが多くなる．

上肢

上腕骨に転移した場合，安静にしている状態では骨折の心配は少ないが，立ち上がるときに手をついて自分の体重を乗せた場合や着衣動作による回旋運動によって骨折を起こすことがあり注意が必要である．洋服や病衣の着脱の際は，骨折はしていなくても，骨折をしている骨だと思ってケアするほうがよいだろう．

体幹

肋骨転移の場合，骨折をきたすと痛みが増強する．肋骨は肋間筋が付着しているため，呼吸の度に骨折部に刺激が加わる．痛みを抑えるには，呼吸を小さくして肋骨の動きを抑制するしかなく，例えばバストバンドやさらしを巻くなどして胸郭部を固定する．

脊椎

脊椎転移の場合，腰痛や背部痛が初発症状のケースも多い．椎体のみであれば麻痺は認められないが，脊髄にまで腫瘍細胞が浸潤すると神経障害をきたす．

頸椎の転移であれば，上肢下肢両方の症状（痛み，しびれ，筋力低下）が出現する．第4頸髄よりも上位で脊髄の障害をきたすと，横隔膜などの呼吸筋麻痺が起こり呼吸困難になる可能性もある．胸椎の転移であれば，肋骨に沿った痛みが出現することが多く，重篤なときには下肢の麻痺が生じる．腰椎の転移であれば，腰痛，下肢痛がみられ，重篤なときには下肢麻痺がみられる．活動性が低下するようであれば，生命予後が3か月であっても，積極的に手術が適応される．手術を行わない場合でも，頸椎であればフィラデルフィア装具，胸腰椎では硬性コルセットなどを使用し，寝たきりとならないような対応が求められる．

脊椎は後屈(伸展)よりも前屈(屈曲)しやすい構造となっている．前屈や回旋によって圧迫骨折をきたすことがあるので，体位交換時には体が一枚板のような感じで行うと安全である．

4 骨転移による骨以外の症状

骨転移によって，骨そのものに対する症状だけでなく全身にも症状を生じることがある．

腫瘍崩壊症候群

化学療法によって腫瘍が急速に大量に崩壊すると，大量のカリウムやリン，核酸が血中に放出され，腎尿細管に尿酸やリン酸カルシウムが沈着することによって急性腎不全を引き起こす[6]．

高カルシウム血症

がん患者の20〜30％にみられるが，予後不良のサインともいわれる．高カルシウム血症のメカニズムは4つあり，①がん細胞によりサイトカインなどの因子により破骨細胞が活性化して骨吸収が増加したために生じるケース，②腫瘍による副甲状腺ホルモン（PTH）の分泌によって骨吸収が亢進するケース，③腫瘍性のリンパ球やマクロファージなどの腎臓外でのPTH非依存性1,25-ジヒドロキシビタミンD産生が起こり，腸管からのカルシウム吸収が増加するために起こるケース，④異所性PTH産生によって起こるケース，がある[6]．

疼痛

骨転移による疼痛，消化管閉塞による腹痛，肝がんによる肝被膜伸展痛，化学療法による手足の末梢神経障害などがある．

文献

1) 小泉満．(2000)．全身骨転移を探る—骨シンチグラフィ．p.2，メディカルチャー．
2) Lipton A, Uzzo R, Amato RJ, Ellis GK, Hakimian B, Roodman GD, and Smith MR. (2009). The Science and Practice of Bone Health in Oncology: Managing Bone Loss and Metastasis in Patients With Solid Tumors. J Natl Compr Canc Netw, 7(Suppl 7), S1-S30.
3) Roodman GD. (2004). Mechanisms of Disease: Mechanisms of bone metastasis. N Engl J Med, 350(16), 1655-1664.
4) Abeloff MD, Armitage JO, Niederhuber JE, Kastan MB, and McKenna WG. (2008). Abeloff's Clinical Oncology. 4th ed, Churchill Livingstone Elsevier.
5) Berruti A, Dogliotti L, Gorzegno G, Torta M, Tampellini M, Tucci M, Cerutti S, Frezet MM, Stivanello M, Sacchetto G, and Angeli A. (1999). Differential patterns of bone turnover in relation to bone pain and disease extent in bone in cancer patients with skeletal metastases. Clin Chem, 45(8 Pt1), 1240-1247.
6) 杉本由香．(2013)．腫瘍崩壊症候群，高カルシウム血症．がん診療 UP TO DATE 編集委員会（編），がん診療 UP TO DATE，pp.902-920，日経BPマーケティング．

（永井 隆士）

5 骨転移の診断
—画像診断法を中心に

　転移性骨腫瘍は骨の悪性腫瘍の中で最も頻度が高く，われわれが日常診療で遭遇する機会の多い病態である．正しい診断を行うことはその後の適切な治療，看護につながるために重要である．

　骨転移に伴う症状には疼痛，脊髄麻痺，病的骨折などがあり，血液検査では腫瘍マーカーの上昇や高カルシウム血症などが認められる．しかし，骨転移の存在診断と広がり診断に最も重要な検査法は画像診断である．ここでは主な画像診断法である単純X線，骨シンチグラフィ，FDG-PET，CT，MRIについて概説する．

単純X線検査

　単純X線検査は骨転移の画像診断として最も簡便であり，ポータブル撮影も可能であり，ほとんどの施設で検査ができるという利点がある．検査時間も短いので，患者さんへの負担も少ない．局所病変の検査として有用であり，病的骨折が疑われる場合などの緊急検査にも対応しやすい．しかし，検出感度が低く，全身のスクリーニング検査としては適していない[1]．

骨シンチグラフィ

　骨シンチグラフィは骨転移の検出感度が高く，全身をサーベイできるので，担がん患者における全身のスクリーニング検査として有用性が高い．しかし，前立腺がんなどの骨転移の頻度が高い疾患においても全例に骨シンチグラフィを行う必要があるかどうかは議論があるところである[2,3]．

FDG-PET

　FDG(^{18}F-fluorodeoxy glucose)-PETはブドウ糖代謝活性を反映しているため，骨シンチグラフィで陰性となりやすい骨転移も検出可能である．溶骨型転移はFDG-PETのほうが，造骨型骨転移に関しては骨シンチグラフィのほうが高い検出感度を有しているといわれている[4]．CTやMRIと比較すると施行できる施設は限られているが，骨転移を含めた全身の転移検索が可能であるという利点もある．

CT

　CTは骨転移検出感度が単純X線検査よりも高いが，一般的には骨転移の精査よりも肺，肝，リンパ節などを含めた全身の転移検索のスクリーニングや経過観察などの目的で行われることが多い．臨床的に骨転移を疑っていなかった場合にも，このスクリーニング

検査で骨転移を発見することも少なくない．骨条件の画像や多断面再構成画像は骨転移の存在診断や広がり診断に有用である．

○骨条件の画像

CT画像はCT値として，水を0 HU，空気を－1,000 HU，骨を＋1,000 HUと設定し，グレースケール表示している．－1,000 HUから＋1,000 HUのすべてを表示するとコントラストが低く，われわれの肉眼では濃淡を見分けることができない．したがって，見たいものを描出しやすくした濃淡の設定が用いられる．骨を中心にした設定を「骨条件の画像（bone window）」という．

○多断面再構成画像

多断面再構成画像（MPR：multi-planar reconstruction）は，画像データをある平面で切り出して再構成した画像のことである．MPRでは観察しやすい方向から任意の連続断面で画像を観察することができる．

MRI

MRIは骨転移の検出感度が高く，広がり診断にも有用性が高い．CTで骨濃度に変化のない病変においても病巣の検出が可能である．ただし，通常は不明な体内金属やMRI対応でないペースメーカーがある場合にはMRI検査は禁忌である．また，MRIの検査空間であるガントリーはCTと比較して狭く，検査時間もCTより長いので，閉所恐怖症がある場合には検査を施行できないことがある．

一般的には全身の骨転移スクリーニングには骨シンチグラフィが行われることが多く，局所の存在診断や広がり診断にはCTやMRIが用いられることが多い．単純X線検査は全身のスクリーニングや精査には適さないが，疼痛のある場合には局所の画像診断法として最初に行われることが少なくない．

以上，骨転移診断に用いられる主な画像診断検査の特徴（**表1-4**）について述べてきた．

表1-4　骨転移画像検査の特徴

検査法	利点	欠点
単純X線検査	・簡便 ・ポータブル撮影も可能 ・ほとんどの施設で検査が可能	・検出感度が低い
骨シンチグラフィ	・全身骨を一度に検索可能 ・検出感度は比較的高い	・特異度は高くない ・施行可能な施設は限られる
FDG-PET	・検出感度が高い ・全身検索可能 ・他の臓器転移も検索可能	・偽陰性，偽陽性も存在する ・施行可能な施設はかなり限られる
CT	・特異度が高い ・他の臓器転移も検索可能	・骨濃度変化の少ないものは診断困難
MRI	・感度・特異度とも高い ・広がり診断に有用	・体内金属，ペースメーカーなどの施行制限がある ・全身検索は難しい

各施設で対応可能な検査と患者の臨床所見を考慮しながら，最適な画像診断検査を行うことが望まれる．

> **引用文献**
> 1) 小須田茂．(2000)．［転移性腫瘍の画像診断］骨—脊椎を除く．臨床画像，16(11), 1338-1349.
> 2) 阪原晴海．(2012)．内分泌・骨転移診断．臨床画像，28(6), 690-699.
> 3) American Society of Clinical Oncology. (2006). ASCO patients guide: follow up care for breast cancer.
> 4) 中田和佳，杉本英治．(2014)．転移性骨腫瘍．画像診断，34(3), 336-348.

（後閑 武彦）

1 画像診断法：単純 X 線写真

骨転移の診断では，単純X線写真は骨シンチグラフィ，CT，MRIと比較すると検出能には劣るが，簡便であるという利点がある．多発する大小不同の溶骨型や造骨型病変を認めた場合，骨転移が考えられ，原発巣を検索することになる．ただし，多発性骨髄腫や悪性リンパ腫との鑑別が必要となる．

単純 X 線写真での骨転移の所見

単純X線写真での骨転移の所見は，骨吸収と骨形成のバランスにより異なる画像所見を呈する．骨吸収は破骨細胞，骨形成は骨芽細胞により行われる．そのバランスが骨破壊に傾き，骨形成が少なければ単純X線写真では骨吸収像となり，逆に骨芽細胞の活動性が優位であれば，その病変は骨硬化像を呈す．

骨転移病巣は，転移に対する骨の反応により，①溶骨型(osteolytic type)(図 1-12)，②造骨型(osteoscrelotic type)(図 1-13)，③混合型(mixed type)，④骨梁間型に分類され，溶骨型が最も多く，8割程度にあたる．骨転移がどのような形態になりやすいかは原発巣によって異なる傾向がある．溶骨型の骨転移は甲状腺がん，腎がん，副腎がん，消化管がん，子宮がん，肝細胞がんなどに，混合型の骨転移は肺がん，乳がん，子宮頸がん，卵巣がん，精巣がんなどに多い．一方，造骨型の骨転移が見られる頻度は前立腺がんに特に多く，その他，カルチノイド腫瘍，膀胱がん，咽頭がん，胃がん，髄芽腫，神経芽腫でも認められる．ただし，これらはあくまで傾向であり，同じ原発巣でも症例によって多様な所見を呈する．また，骨の既存構造を保ったまま骨髄の骨梁の間を腫瘍が置換する骨梁間型の転移では骨変形をきたさないので，単純X線写真での診断は困難であり，MRIやFDG-PETで描出されやすい．

溶骨型転移では疼痛が強い傾向にあり，QOLも低下しやすいとされ，逆に造骨型転移のほうは疼痛が弱い傾向にあり，乳がんの混合型転移の66％は無症状であるとの報告がある[1]．

若年時は多くの骨で造血能をもつ赤色髄からなるが，加齢とともに末梢側から脂肪髄化してくる．転移は血流に富む赤色髄へ生じやすく，肋骨や脊椎を含めた体幹部の骨に多く

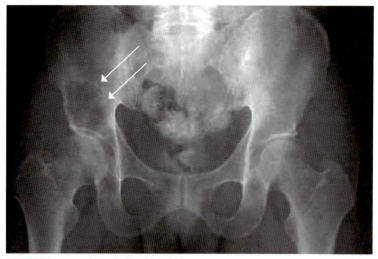

図 1-12 腸骨転移：単純 X 線写真
40 歳代，男性，腎細胞がんからの腸骨転移．
腸骨に大きな溶骨性変化がみられる（矢印）．全体的に骨陰影が減弱しており，石灰化や病変周囲での造骨性変化は認められない．

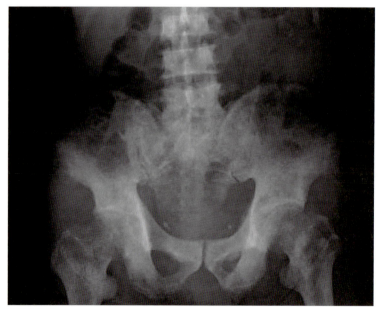

図 1-13 多発性造骨型転移：単純 X 線写真
60 歳代，女性，乳がんからの多発性造骨型転移．脊椎，骨盤骨，大腿骨に広範な造骨性変化が認められる．

認められ，頭蓋骨や四肢の単発性転移の頻度は少ない．

転移性骨腫瘍に特徴的な所見

　単純 X 線写真上，時に石灰化や骨周囲の腫瘤形成を伴い，また小棘形成（spiculation）や筆先状の細かい線状陰影（sun-burst appearance）などの骨膜反応を伴うことがある（図 1-14）．

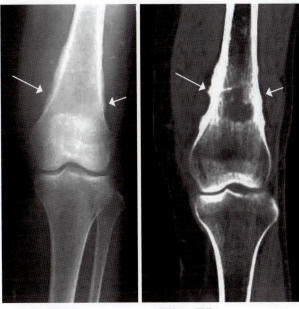

a. 単純X線写真　　　b. 単純CT画像

図 1-14 大腿骨転移（50歳代，女性，肺がん，大腿骨転移）
a. 骨髄内の腫瘍の同定は困難だが，骨皮質の膨隆を伴う骨膜反応が認められ（矢印），骨腫瘍の存在が疑われる．
b. 骨髄内に境界不明瞭な造骨型病変が認められた（矢印）．骨皮質の膨隆を伴っている．

ただし，これらの所見は原発性悪性骨腫瘍より発生頻度は低く，むしろこれらの所見の欠如が転移性骨腫瘍の診断の可能性を高くする．転移性腫瘍で骨膜反応がみられる頻度は，前立腺がん，消化管がん，網膜芽細胞腫，神経芽細胞腫に多いとされている．骨転移により既存の骨構造が脆弱化するため，病的骨折を伴うことがあり，担がん患者で外傷歴がない場合や軽度な外傷にもかかわらず骨折が生じた場合は転移の可能性を疑う．ただし，病的骨折を伴う頻度は1～2%で，原発性骨腫瘍より少ない[2]．

脊椎にみられる所見

脊椎では溶骨型転移の同定は容易ではなく，椎体の破壊や圧潰により発見されることがよくある．近年では，他臓器転移の検索目的で施行されたCTやFDG-PET/CTで発見される無症状例もよくあり，また背部痛，腰痛の精査目的で施行されたMRIで転移が疑われ，原発巣が発見される症例にも遭遇する．

椎体外への腫瘍形成が強い症例では脊柱管狭窄により脊髄を圧迫するため，緊急治療の適応となる．その際椎間板は保たれやすく，椎体椎間板炎との鑑別の一助になるが，結核やMRSA感染症による椎体炎では比較的椎間板腔は保たれやすくその限りではない．

前立腺がんによる造骨型転移では，椎体全体に均一に骨硬化をきたす特徴的な所見（ivory vertebra；象牙様椎体）を呈するため，その他の骨硬化性変化をきたす疾患との鑑別に用いられる．

また，脊椎では椎体と後方成分を接合する椎弓が左右1対ずつ存在し脊柱管を形成す

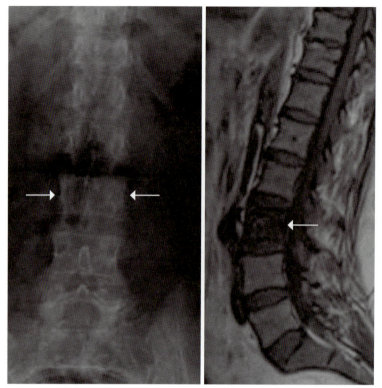

a. 単純 X 線写真　　　　b. MRI T1 強調矢状断像

図 1-15 腰椎転移（60 歳代，男性，肺がん，第 3 腰椎転移）
a. 第 3 腰椎の両側椎弓根が不明瞭化している（矢印）．特に右側で顕著である．
b. 椎体は転移により，全体的に低信号化している（矢印）．

るが，単純 X 線写真の正面像では左右対称性の楕円形構造物として存在する．骨転移では腫瘍浸潤により椎弓に病変が及ぶ頻度が比較的高く，片側（時に両側）の椎弓が欠損する所見が認められる（椎弓根徴候；pedicle sign）（図 1-15）．

長管骨に見られる所見

長管骨では，大腿骨と上腕骨に病変が生じることが多い．通常は長管骨骨髄の海綿骨に病変が生じ，増大し皮質を破壊していく．30〜50％の海綿骨が破壊されると病変が認識されるようになり，50％以上破壊されると病的骨折の頻度が高くなる[3]．時に，骨皮質に転移が発生し骨びらんを呈することがあり，肺がん，乳がん，腎がんに多く，長管骨転移の中では 2 割程度に生じるとされる[4]．

引用文献

1) Vassiliou V, Kalogeropoulou C, Petsas T, Leotsinidis M, Kardamakis D. (2007). Clinical and radiological evaluation of patients with lytic, mixed and sclerotic bone metastases from solid tumors: is there a correlation between clinical status of patients and type of bone metastases?. Clin Exp Metastasis, 24(1), 49-56.
2) Soldatos T, Chalian M, Attar S, McCarthy EF, Cariino JA, Fayad LM. (2013). Imaging differentiation of pathologic fractures caused by primary and secondary bone tumors. Eur J

3) Leggon RE, Lindsey RW, Panjabi MM. (1988). Strength reduction and the effect of treatment of long bones with diaphyseal defects involving 50% of the cortex. J Orthop Res, 6(4), 540-546.
4) Miric A, Banks M, Allen D, Feighan J, Petersilge CA, Carter JR, and Makley JT. (1998). Cortical metastatic lesions of the appendicular skeleton from tumors of known primary origin. J Surg Oncol, 67(4), 255-260.

(須山 淳平)

2 画像診断法：骨シンチグラフィ

▌使用する放射線医薬品と骨シンチグラフィの機序

骨は，大部分が主成分であるハイドロキシアパタイト〔$Ca_{10}(PO_4)_6(OH)_2$〕とコラーゲンからなり，外傷性変化あるいは腫瘍や骨髄炎などの疾病が生じると骨代謝が盛んになることにより自己修復を図る．骨シンチグラフィで用いる放射性医薬品は，^{99m}Tc標識リン酸化合物である^{99m}Tc-methylene diphosphonate（^{99m}Tc-MDP）あるいは^{99m}Tc hydroxymethylene diphosphonate（^{99m}Tc-HMDP）であり，いずれも多くの骨病変に良好な集積を認める．通常，成人では740 MBqを静注し，3～4時間後に全身像およびスポット像あるいはSPECT像を撮影する．これらはハイドロキシアパタイトに吸着する性質をもつため，骨代謝が盛んでハイドロキシアパタイトが生成される部分に取り込まれる．^{99m}Tcは放射性同位元素で，半減期6時間で撮像に適した140 keVのγ（ガンマ）線を放出する．γ線をガンマカメラで収集し画像化することにより，骨代謝が盛んな部分を同定できる．

骨シンチグラフィは高感度で簡便な検査であること，一度の検査で全身骨のスクリーニングが可能なことなどから，骨転移の診断に広く用いられている（**図1-16**，**図1-17**）．

▌転移の種類による集積の違い

集積機序から考えて，造骨型転移では当然強い集積を示すが，溶骨型転移でも一般に骨破壊が強いほど病変周囲の骨代謝が盛んになるため，集積が強くなる．つまり，多くの悪性腫瘍は良性腫瘍に比べ集積は強い傾向にある．しかし，転移を含めた悪性腫瘍でも甲状腺がん，肝細胞がん，腎がんあるいは多発性骨髄腫などの周囲の造骨性反応が少ないタイプのものや，骨梁間型転移では，低集積あるいは無集積になる（cold lesion）．

溶骨型転移については，単純X線写真より骨シンチグラフィのほうが感度が高い．ただし，本邦で近年急速に普及したFDG-PETでは，骨シンチグラフィより感度が高く[1]，多臓器のスクリーニング／ステージングを同時に検査できるため，施行が可能な状況ではFDG-PETが優先される傾向にある．また，骨シンチグラフィの集積は非特異的であり，骨折や打撲，骨髄炎，膿瘍などにも集積するため，骨シンチグラフィ単独では骨転移の判断がつかない病変が多く，単純X線写真，CT，MRIなどの他画像所見との対比が必要である（**図1-18**）．

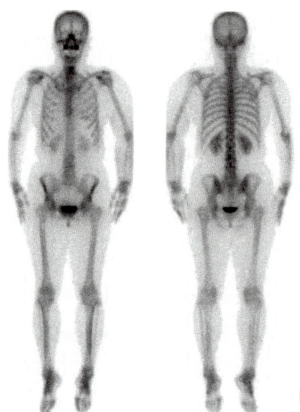

図 1-16 骨シンチグラフィ正常像
全身骨に均一に集積を認める．

骨転移の早期発見が望まれる腫瘍

　転移性骨腫瘍は，がん患者の予後不良のファクターであり，骨痛，可動域制限，高カルシウム血症，病的骨折，脊髄あるいは神経根圧迫，骨髄浸潤などの骨関連事象（SRE：skeletal related events）が，QOL の低下や死亡原因となる．早期がんでは転移があっても無症状なことが多く，早期肺がんでは 4 割程度の症例が正診されず治療が遅れているとの報告があり，骨シンチグラフィの役割が期待される[2]．乳がんでは早期がんでの骨病変が存在する率が低く，進行がんで骨病変を発見したところで平均生存率は改善しないとの報告があるが，近年の治療法の進歩により，もし生存率に変化がなくても骨痛，病的骨折，高カルシウム血症や神経根圧排などの合併症の改善により，QOL の向上につながるという報告がある[3]．前立腺がんにおいては，骨転移の罹患率が高く，初診時で約 2 割に骨転移が認められる[4,5]．また，骨転移は予後規定因子であり，早期診断がのぞまれる．骨シンチグラフィでは骨盤骨および脊椎に初発し，周囲骨に広がっていく特徴的所見が認められることが多い[6]．

super bone scan

　びまん性の強い骨転移が存在する場合，静注した核種の大部分が病変部に集積され，軟部組織への集積が低下し，super bone scan（beautiful bone scan）とよばれる（図 1-19）．正常

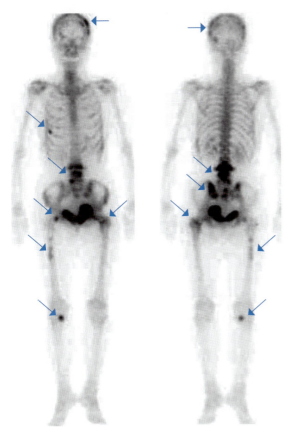

図 1-17 乳がん骨転移（60歳代女性）

頭蓋骨，右肋骨前部，下部腰椎〜仙椎，両側仙腸関節，両側大腿骨，右膝関節部に異常集積を認める（矢印）．多発性骨転移の所見である．

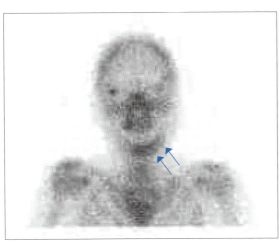

a．骨シンチグラフィ

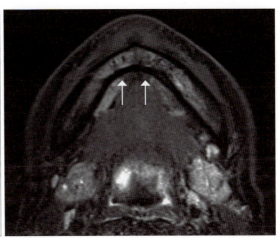

b．MRI STIR 像

図 1-18 下顎骨髄炎（50歳代男性）

a．下顎骨と一致する部位に異常集積（矢印）を認める．
b．下顎骨に，炎症による境界不明瞭な高信号域が認められる（矢印）．

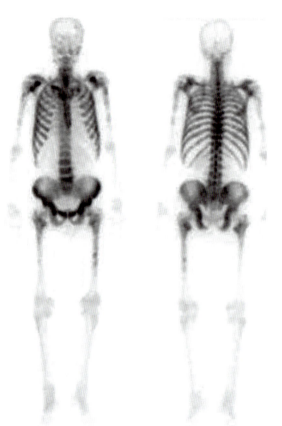

図 1-19 前立腺がんびまん性骨転移（70歳代男性）
体幹部全体，四肢の近位側に強いびまん性の異常集積を認める．高度な集積であり，軟部組織の集積や尿路の集積が低下している．腎から膀胱にかけての集積がなく，absent kidney sign の所見である．

例では，静注された核種の 40〜50% は尿路排泄されるが，高度な転移が存在する場合には大部分の核種が病変部に取り込まれるので（85% 以上が集積）尿路の集積が低下し，欠損する（reduced kidney sign, absent kidney sign）[7]．前立腺がんあるいは乳がんで全身骨に均一な集積が認められるため，あたかも正常集積のように見え，偽陰性の原因となる．代謝性疾患や骨髄増殖性疾患でも同様の所見を呈するため，鑑別が困難である（**図 1-20**）．一般的には骨転移による super bone scan では骨髄増殖性疾患よりも集積が不均一になりやすい．一方，代謝性疾患による super bone scan では末梢側優位なことが多い．

フレア現象

　フレア（flare）現象はホルモン療法あるいは化学療法治療後に集積の亢進や出現が認められるものである（**図 1-21**）．この現象は治癒過程での骨芽細胞の亢進により生じ，3か月後までにピークとなり通常6か月後には低下する．乳がん，前立腺がん，肺がんでの報告が多く，前立腺がんの骨転移症例では2割ほどに認められると報告される[8]．集積が亢進するため，骨転移の増悪との鑑別が難しく，血液所見や身体所見の変化の観察とともに診断する必要があるが，疼痛を生じることが少なくない．

　フレア現象と認識できた場合は治療に対する良好な反応をみていると考えられる．同時期に施行された CT, MRI と併せて評価することが鑑別の一助になることがある．

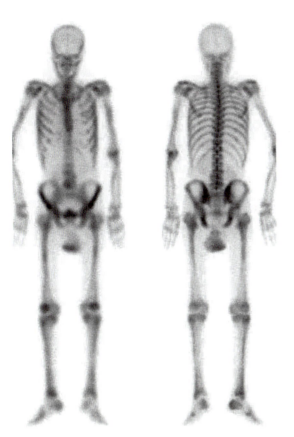

図 1-20 白血病（80歳代男性）
全身骨にびまん性の異常集積が認められ，軟部組織の集積は低下している．また，absent kidney sign を呈している．

引用文献

1) Uchida K, Nakajima H, Miyazaki T, Tsuchida T, Hirai T, Sugita D, Watanabe S, Takeura N, Yoshida A, Okazawa H, and Baba H. (2013). ^{18}F-FDG PET/CT for Diagnosis of Osteosclerotic and Osteolytic Vertebral Metastatic Lesions: Comparison with Bone Scintigraphy. Asian Spine J, 7(2), 96-103.
2) Chang MC, Chen JH, Liang JA, Lin CC, Yang KT, Cheng KY, Yeh JJ, and Kao CH. (2012). Meta-analysis: comparison of F-18 fluorodeoxyglucose-positron emission tomography and bone scintigraphy in the detection of bone metastasis in patients with lung cancer. Acad Radiol, 19(3), 349-357.
3) Al-Muqbel KM, Yaghan RJ. (2013). Value of baseline and follow-up whole-body bone scans in detecting bone metastasis in high-risk breast cancer patients. Nucl Med Commun, 34(6), 577-581.
4) 小須田茂．(2000)．［転移性腫瘍の画像診断］骨—脊椎を除く．臨床画像, 16(11), 1338-1349.
5) Jaukovic L, Adjinovic B, Cerovic S, Joksimovic M, and Soldatovic Z. (2011). Is bone scintigraphy necessary in initial staging of prostate cancer patients? Hell J Nucl Med, 14(2), 126-130.
6) Wang C, Shen Y. (2012). Study on the distribution features of bone metastases in prostate cancer. Nucl Med Commun, 33(4), 379-383.
7) Lin CY, Chen YW, Chang CC, Yang WC, Huang CJ, and Hou MF. (2013). Bone metastasis versus bone marrow metastasis? Integration of diagnosis by ^{18}F-fluorodeoxyglucose positron emission/computed tomography in advanced malignancy with super bone scan: two case reports and literature review. Kaohsiung J Med Sci, 29(4), 229-233.
8) Cook GJ, Venkitaraman R, Sohaib AS, Lewington VJ, Chua SC, Huddart RA, Parker CC,

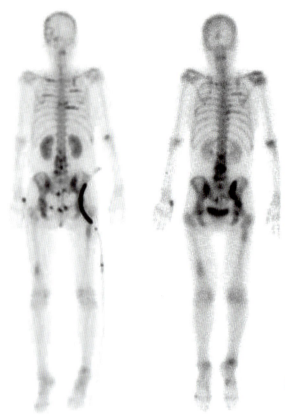

a. 治療前　　b. 治療後

図 1-21 **乳がん骨転移**（60歳代女性）
a. 頸椎，肋骨，腰椎，骨盤骨，右大腿骨上部，左大腿骨下部の転移性腫瘍に異常集積を認める．
b. 分子標的薬による治療後

Dearnaley DD, and Horwich A. (2011). The diagnostic utility of the flare phenomenon on bone scintigraphy in staging prostate cancer. Eur J Nucl Med Mol Imaging, 38(1), 7-13.

（須山 淳平）

3 血液検査

　骨吸収亢進や骨破壊に伴い，血清カルシウム値の上昇やALP（アルカリホスファターゼ）の上昇が認められることがある．
　原発不明の原発巣検索や，腫瘍の活動性や転移巣の経過観察には各種の腫瘍マーカーが用いられる．多くは，骨転移を有するとき腫瘍マーカーの上昇を認める場合がある．原発不明の場合，男性であれば，前立腺がんや腺がん系のマーカーをチェックする．女性であれば乳がん，女性器がん，腺がん系をまずチェックする．腫瘍マーカーのチェックと画像

表 1-5 主な腫瘍マーカーと関連する腫瘍

腫瘍マーカー	基準値(単位)	上昇する腫瘍
CEA(carcinoembryonic antigen：がん胎児性抗原)	5 以下(ng/mL)	腺がん：大腸・胃・肺・膵・乳
CA19-9	37 以下(U/mL)	腺がん：大腸・膵・胆管・卵巣
AFP(α-fetoprotein)	10 以下(ng/mL)	肝細胞がん，胎児性がん
PIVKA-II(protein induced by vitamin K absence or antagonists-II)	40.0 未満(mAU/mL)	肝細胞がん
SLX(シアリル Le^x-i 抗原)	38 以下(U/mL)	肺腺がん，膵臓がん
SCC(squamous cell carcinoma related antigen：扁平上皮がん関連抗原)	1.5 以下(ng/mL)	扁平上皮がん：肺・食道・頭頸部・皮膚・子宮頸部
CYFRA(cytokeratin19 fragment：シフラ)	3.5 以下(/ng/mL)	肺・食道・胃・大腸・卵巣・肝・子宮がん
Pro GRP(progastrin releasing peptide：ガストリン放出ペプチド前駆体)	81 未満(pg/mL)	肺小細胞がん
NSE(neuron specific enorase)	16.3 以下(ng/mL)	肺小細胞がん，神経内分泌腫瘍
PSA(prostatic specific antigen)	4.0 以下(ng/mL)	前立腺がん
PAP(prostatic acid phosphatase)	3.2 以下(U/L)(37℃)	前立腺がん
CA125	35.0 以下(U/mL)	卵巣がん
CA15-3	31.3 以下(U/mL)	乳がん
sIL-2R(可溶性インターロイキン 2 受容体)	122〜496(U/mL)	悪性リンパ腫

(基準値は昭和大学病院での値を参照した)

診断を合わせて，原発巣の検索を行っていく．

腫瘍マーカーと腫瘍について，**表 1-5** に示す．

(白旗 敏之)

第 2 章

骨転移の治療法

1 骨転移で選択される治療法

近年の抗がん化学療法の進歩による進行がん患者の生存期間の延長が，逆に骨転移に苦しむ患者数の増加および苦悩の期間の延長をもたらしている．がんの種類にもよるが，骨転移が診断された後も十数年にわたり生存している患者も数多い．

骨転移が発症した時点で，遠隔転移ありと診断され，疾患の根治・完治が目標ではなく，症状緩和と生活の質（QOL）の向上および延命が目的となるが，それ自体が致命的な原因になることは非常に少ないため，症状のあるまま長期間の生活を強いられることになる．

1 骨転移の診断と説明

すべての治療は診断からはじまり，骨転移も例外ではない．骨転移の診断がついた後，まず原発臓器および組織型，骨転移部位（脊椎骨，骨盤骨，長管骨，関節など），転移部位の数（1か所または数か所，多発・数十か所など），骨濃度の変化（溶骨性，造骨性，混合型）などを確認する．そして，医療者は痛み，骨折，麻痺などの症状発現に十分注意する．患者には起こりうるすべての症状を正確に説明し，その対応策も解説しておく．患者自身が恐怖に陥るようなことのないように配慮する．筆者の例では，「骨転移は，がんが血流にのって転移した証拠．全身にまわっている可能性はありますが，骨転移の治療は画像診断の確認や症状が出現してからの対応で大丈夫！　体調を見張っていきましょう」「骨転移で命を失うことはありません．痛みや，麻痺などの症状の対応策を一緒に考えていきましょう」「痛みをとる目標は，夜，痛みで目が覚めない（夜間痛がない），じっとしていれば痛くない（安静時痛がない），ここまでは必ず達成できますよ．しかし，自由に痛みなく動くことは難しいかもしれません」などと状況に応じて説明している．

医療者は骨転移による症状を早期に発見し，早期に治療を開始するために，問診・視診・触診・検査結果などの確認を怠らず，患者を注意深く観察し，経過を追うことが重要である．検査としては種々あり簡単に説明するが，詳細は第1章を参照していただきたい．

[X線]

溶骨性変化，造骨性変化などを確認できる簡便な方法である．造骨性変化は白く硬化像として認められるが，決して硬く丈夫なわけではないことを説明する．

[CT]

内臓とともに，骨の画像チェックも可能であるため，がんの進行や抗がん化学療法治療評価の折に，骨転移が確認されることがある．例えば胸部CTにより胸椎，肋骨や胸骨，鎖骨，肩甲骨など，腹部・骨盤CTにより腰椎や仙骨，腸骨，股関節などの骨転移が確認

できる．

[PET-CT]

全身チェックが可能となる．PET-CTでは2cm以上の大きさの病変があれば骨転移として診断することができるが，骨シンチグラフィよりも成績が悪く（感度，特異度とも低い），必ずしも優れた検査とはいえない．

[MRI]

骨転移が疑われる場合，骨転移の部位や範囲を診断する．小さな転移を診断することができる．

[骨シンチグラフィ]

骨転移頻度の低いがんの場合も適宜施行されている．特に，再発やほかの遠隔転移が出現している場合には，骨シンチグラフィもチェックすることが多い．

[骨密度・骨代謝マーカー]

骨粗鬆症には大きな役割を果たすが，骨転移に関してはあまり重要視されていない．

[血液検査]

血清中のカルシウム値などや骨転移マーカーである1型コラーゲンテロペプチド（1CTP），さらに原発がんに関する腫瘍マーカーの変動により種々の画像検査を考慮する．

[腫瘍マーカー]

骨転移の頻度の高い肺がん，乳がん，前立腺がんなどでは，腫瘍マーカーの上昇で骨転移が確認されることもある．がんの病勢など経過を把握する指標となる．基本的に骨転移に対しても原疾患の治療は重要である．

このような多くの情報を獲得し，確実な状況判断をすることで治療方針を決定する．治療方針の決定にあたっては，『骨転移治療ハンドブック』[1]や『科学的根拠に基づく乳癌診療ガイドライン』[2]，『がん疼痛の薬物療法に関するガイドライン』[3]なども参考にする．

2 骨転移治療の進め方

骨転移が診断された時点で，骨関連事象（SRE：skeletal related events）のリスク評価とSRE予防を行うことで，QOLと日常生活動作（ADL）を保つことを目標とし，治療を開始する．SREとは，病的骨折，骨病変に対する放射線治療，骨病変に対する外科的手術，脊髄圧迫症状，高カルシウム血症など骨転移に起因するすべての事象を指す．

SREリスクの低い患者では画像検査などで経過観察するが，リスクの高い患者には定期的なMRIや骨シンチグラフィなどによるスクリーニング，転倒予防，および症状出現時の医師への連絡などの細かい配慮のうえでの患者指導が必要となる．骨転移が判明した段階で，多科の医師・看護師・薬剤師・理学療法士・作業療法士などの医療チームによる管理体制の構築は必須である．

3 各症状への対応

　骨転移の代表的な症状は，激しい痛み，脊髄圧迫症状，病的骨折，支持性の障害，高カルシウム血症，パフォーマンス・ステータス(PS)低下などである．そして，これら症状の予防に重点をおき，症状出現の際には一番適した治療の組み合わせを考慮する．

[痛み]

　骨転移の部位により頸部，肩，腕，背中，腰，股関節，足など全身に痛みが出現する．しかし，これらは骨転移に特徴的な症状ではなく，加齢に伴うものや筋骨格系疾患，内臓疾患など多くの疾患でも出現する．まず，痛みのアセスメントを的確に行い，腫瘍マーカー，画像，生検などで確定診断された場合に，骨転移痛として対応する．治療の第1は，痛みの軽減因子，増悪因子を確認し，痛みが起こらない工夫をすることである．

　次に薬物療法となるが，やみくもに薬剤を増量し多種の薬剤を追加するより，多くの治療法を駆使することが大切である．筆者は骨転移チームの推進を提言したい．まずは，大腿骨頸部，腰椎，胸椎，骨盤など，荷重骨の溶骨型転移や痛みのある骨転移部分には放射線治療を考慮する．頭蓋骨・肋骨などのように荷重がかからない骨で痛みがない場合には，経過観察でよい．骨転移痛には放射線治療が有効であるが，放射線治療は一度施行すると2度目，3度目の施行は困難である．放射線専門医，ペインクリニック医や整形外科医・リハビリテーション科医（がんリハビリテーション）などと連携をとり，より確実で安全な方法を選択する．

[脊髄圧迫症状]

　手足のしびれや運動麻痺，膀胱直腸障害などが発症したら，緊急な治療・処置が必要である．患者に説明し，上記のような症状がでたらすぐに受診するように指導しておく．麻痺症状出現の際は，まず症状を改善するため脊髄圧迫を取り除く手術（減圧術）が必要か，可能かを検討する．手術が不能または効果があまり期待できない場合，放射線治療やステロイド治療を早期に開始する．麻痺のリスクのある脊柱管内腫瘍浸潤を認めた場合，無症状でも予防的放射線治療の必要性の有無を専門家にコンサルトする．

[病的骨折]

　骨折の場合，足であれば歩行を，手であれば本来の動作など，実現可能な目標を設定し，予後と全身状態に応じ手術可能であれば，（金属）固定術，髄内釘，人工関節置換などの治療を考慮する．骨転移部位の手術操作によるリスクは常に念頭におく．骨折予防として，固定と免荷の方法を整形外科・リハビリテーションの医師に相談し，部位により種々の装具を準備する．また，少ない侵襲で最大の効果を生むように治療法を選択する．しかし，最善の方法は予防であろう．転倒防止，骨折予防などの注意を喚起・指導するとともに，装具，補助器，移動の工夫などにより，QOLやADLの向上が認められる．

[支持性の障害]

　椎体骨転移により支持性が破綻した症例では，まず麻痺が発症していないことを確認する．転移の状況や予後予測，全身状態を鑑み，手術適応があれば脊髄安定化手術や椎体置換術，経皮的椎体形成術など検討する．コルセットなど装具，放射線治療，薬物療法など

も並行して考慮する．

[高カルシウム血症]

　せん妄や口渇，腹部膨満感，脱水症状，腎機能障害などが出現する．臨床症状の出現に十分留意し，血液検査などで確認のうえ，早急な治療を開始する．薬物療法により血清中のカルシウム濃度を下げる．ゾレドロン酸は有効であるが，腎機能障害・顎骨壊死などが現れることがあるので注意が必要となる．

[PSの低下]

　骨転移に関連する症状をすべて薬剤や手術などで解決することはできない．療養体制の調整によりQOLやADLが著しく改善されることは多い．家族はもちろんのこと地域の医療者や福祉関係者の協力を仰ぎ，その支援のもと，環境調整を行うことが重要である．

4 まとめ

　多くの患者はがんの進行に伴い骨転移による症状管理に難渋する．どのがん種でも骨転移は惹起される可能性があるが，その病態は個々に異なり治療法も多岐にわたる．骨転移の進行により生じるSREは，発症すると治癒することは困難で，QOLやADLに重大な影響を及ぼす．呼吸機能障害，肝・腎機能障害などを生じるがん転移は，致死的な影響を及ぼすが，骨転移は命にかかわるほど重篤な症状が出現せず，それ自体が生存期間にかかわらないことが1つの問題となる．がん対策基本法によるがん治療への行政の介入や抗がん化学療法，分子標的薬の発展などにより，がんの治療成績は著しく向上しており，骨転移に関しても治療法の選択肢は多くなってきている．われわれは，SREに対する早期診断・早期治療を目指すための患者指導，画像検査などによる高リスク患者の発見，放射線科医・整形外科医など多職種連携による麻痺の回避，骨折予防，痛みの緩和などに対し，抗がん化学療法，手術療法，神経ブロック療法，放射線治療，薬物療法（鎮痛薬，骨吸収抑制薬・ゾレドロン酸，骨病変治療薬・デノスマブ）などを駆使し症状緩和に努めている．

参考文献

1) 厚生労働省がん研究助成金がんの骨転移に対する予後予測方法の確立と集学的治療法の開発班（編）．（2004）．骨転移治療ハンドブック．金原出版．
2) 日本乳癌学会（編）．（2013）．科学的根拠に基づく乳癌診療ガイドライン 1 治療編・2 疫学診断編，2013年版．金原出版．
3) 日本緩和医療学会緩和医療ガイドライン作成委員会（編）．（2014）．がん疼痛の薬物療法に関するガイドライン，2014年版．金原出版．

（樋口 比登実）

2 薬物療法

1 骨吸収抑制薬

　骨転移の進行は，骨のリモデリング（第1章，p.4）と深く関係している．そのため，その進行を抑える目的で，骨吸収抑制薬が用いられる．現在主に使用されている薬には，ビスホスホネート製剤（ゾメタ®）およびRANKL（receptor activator of nuclear factor-κB ligand）阻害薬であるデノスマブ（ランマーク®）がある．乳がんの溶骨型骨転移については，ビスホスホネート製剤であるパミドロン酸二ナトリウム水和物（アレディア®点滴静注15 mg・30 mg）も使用される．

ビスホスホネート製剤

薬の特徴

　ビスホスホネート製剤は，ピロリン酸の類似体（炭酸カルシウム沈着抑制作用を有する生体内物質であるピロリン酸のP-O-P構造を，安定なP-C-P構造に変えたもの，図2-1）であり，特にゾレドロン酸水和物（ゾメタ®点滴静注4 mg/100 mL）は強力な破骨細胞抑制作用を有する．
　また，骨関連事象（SRE：skeletal related events）の発現を抑制し，有痛性骨転移の治療に有効であるとされている．

治療目標

　高カルシウム血症の改善，および骨吸収阻害によるSRE（骨痛，病的骨折，脊髄圧迫症状，支持性の障害，高カルシウム血症）の発現抑制を目的に使用される．

作用機序

　ビスホスホネート製剤は骨への集積性が高く，破骨細胞（古くなった骨を分解・吸収する細胞）に取り込まれ，破骨細胞のアポトーシス（細胞死）を誘導，および機能を喪失させる．そのため，骨吸収（古い骨の分解）が抑制され，持続的に血清カルシウムを低下させる働きをもつ（図2-2）．

用法・用量

［ゾレドロン酸水和物（ゾメタ®）］
1. 悪性腫瘍による高カルシウム血症
　通常，成人には1ボトル（100 mL）（ゾレドロン酸として4 mg）を15分以上かけて点滴静脈

ビスホスホネート

ピロリン酸
(ニリン酸)

一般名	ゾレドロン酸水和物	パミドロン酸二ナトリウム水和物
販売名	ゾメタ®点滴静注 4 mg	アレディア®点滴静注 15 mg・30 mg
R′		
R″	OH	OH
適応	1. 悪性腫瘍による高カルシウム血症 2. 多発性骨髄腫による骨病変および固形がん骨転移による骨病変	1. 悪性腫瘍による高カルシウム血症 2. 乳がんの溶骨型骨転移(化学療法, 内分泌療法, あるいは放射線療法と併用すること)

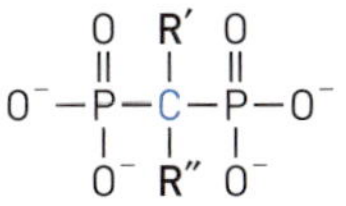

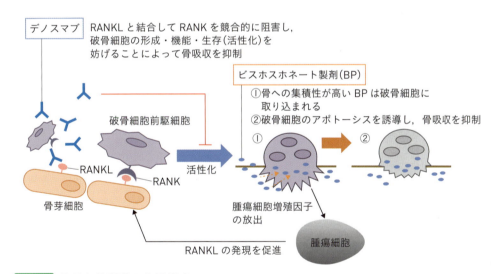

図 2-1 ビスホスホネート製剤の分子構造

ここでは, 骨転移の適応のあるビスホスホネート製剤のみを取り上げて示した.

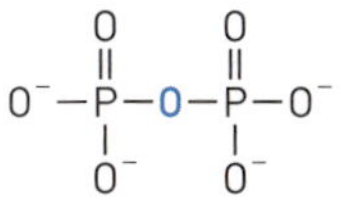

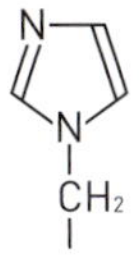

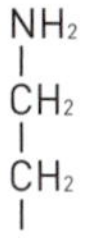

図 2-2 骨吸収抑制薬の作用機序

内投与する. なお, 再投与が必要な場合には, 初回投与による反応を確認するために少なくとも 1 週間の投与間隔をおく.

2. 多発性骨髄腫による骨病変および固形がん骨転移による骨病変

通常, 成人には 1 ボトル(ゾレドロン酸として 4 mg)を 15 分以上かけて 3〜4 週間間隔で点滴静脈内投与する.

[パミドロン酸二ナトリウム水和物(アレディア®)]

1. 悪性腫瘍による高カルシウム血症

表 2-1 高カルシウム血症の初期治療におけるビスホスホネート製剤の特徴

	ゾレドロン酸	パミドロン酸
1回の投与量（点滴静脈内投与）	4 mg	30〜90 mg
効果の発現までの時間	4日未満	3日未満
最大効果の発現時間	4〜7日	5〜7日
効果の持続時間	4週間	2.5週間
血中カルシウムの正常値への復帰	90%	70〜75%

通常，成人にはパミドロン酸二ナトリウム（無水物）として30〜45 mgを4時間以上かけて，単回点滴静脈内投与する．なお，再投与が必要な場合には，初回投与による反応を確認するために少なくとも1週間の投与間隔をおく．

2. 乳がんの溶骨型骨転移

通常，成人にはパミドロン酸二ナトリウム（無水物）として90 mgを4時間以上かけて，4週間間隔で点滴静脈内投与する．

表2-1に，高カルシウム血症の初期治療における各薬剤の特徴をまとめた．

ケアのポイント

以下，ゾレドロン酸水和物の使用に際してのケアのポイントを中心に解説する．

■投与時

- 投与速度は15分以上かけて行う
- 使用中は定期的に腎機能のモニタリングを実施する

［根拠］

腎機能障害患者では本剤の血漿中濃度が増加するので，高カルシウム血症の治療に用いる場合を除き，腎機能の低下に応じて減量する．また，急速点滴により腎不全が出現することがあるため，投与速度にも注意が必要である．投与開始前に腎機能検査を実施し，腎機能による投与量を調節する．5分間で点滴静脈内投与した海外の臨床試験で，急性腎不全が発現した例が報告されている．

■投与後

- 投与後，一過性に発熱，倦怠感，疼痛などの症状を訴える（本剤投与後3日以内に発現し，通常は数日以内に回復する）場合があるため，十分に観察する

［根拠］

ゾレドロン酸水和物の主な副作用として，発熱（42.1%），悪心（13.2%），倦怠感（13.2%），頭痛（11.4%），骨痛（8.8%），関節痛（7.0%）などが報告されている．発熱は一過性であるため，解熱薬などの対処は必須ではないと思われるが，患者の状況に応じて解熱薬（アセトアミノフェンなど）やクーリングなどで対応する．

- 臨床症状（テタニー，手指のしびれなど）を伴う低カルシウム血症が現れた場合には，カルシウム剤を点滴投与するなどの処置を行う

［根拠］

　低カルシウム血症はゾレドロン酸水和物などによる骨吸収抑制の結果，血清カルシウムの吸収が低下するため，生体内のカルシウムの吸収と排泄のバランス（カルシウムホメオスタシス）が維持できず発生すると考えられる．

　また，高カルシウム血症の患者において，血清カルシウム濃度の高い状態では尿中カルシウム排泄の増加が起きるとの報告がある．また，腎障害のある患者でカルシウムの排泄が抑制されたり，高カルシウム血症自体が尿細管の閉塞や間質性腎炎を惹起し，種々の機序により腎障害を惹起するともいわれており，その結果，低カルシウム血症が発生することがある．

　さらに，ほかの薬剤（カルシトニン製剤，シナカルセトなど）との併用で血清カルシウム値の低下が報告されている．また，低カルシウム血症はビスホスホネート製剤（ゾメタ®）の投与初日から10日目ごろに出現する可能性があるので，血清補正カルシウム値には特に注意する．

■日常生活

- 顎骨壊死や顎骨骨髄炎を予防するため，口腔内を清潔に保つよう患者に指導する

［根拠］

　重大な副作用として，顎骨壊死や顎骨骨髄炎が長期使用時まれに発症することがある．報告された症例の多くが，抜歯などの顎骨に対する侵襲的な歯科処置や，局所感染に関連して発現している．リスク因子としては，悪性腫瘍，化学療法，コルチコステロイド治療，放射線療法，口腔の不衛生，歯科処置の既往などが知られている．

　ビスホスホネート製剤を継続的に使用する場合，使用開始前に適切な歯科処置を行うか，使用中は可能な限り歯科治療（特に侵襲的歯科治療）を避ける．また，投与前・中・後の継続的な口腔ケア，例えば，口腔清掃（ブラッシング）や定期的な歯科検査が重要である．

- 大腿部や鼠径部などの痛みがある場合には，骨折の可能性があることも考慮して適切に対応する

［根拠］

　ビスホスホネート製剤を長期使用している患者において，非外傷性の大腿骨転子下および近位大腿骨骨幹部の非定型骨折が発現したとの報告がある．これらの報告では，完全骨折が起こる数週間から数か月前に大腿部や鼠径部などにおいて前駆痛が認められている報告もあることから，このような症状が認められた場合には，X線検査を行うなど，骨折に対して十分に注意してケアを行う．

■効果判定

- 有痛性骨転移に対する効果発現にはやや時間を要するため，鎮痛薬などとの併用を行い，症状の緩和を行う

［根拠］

　本剤の効果発現の目安として，高カルシウム血症では効果発現時間が4日（中央値），作用持続時間は30〜40日であり，血中カルシウム値の正常化率は90％，半減期は1週間である．また，有痛性骨転移では効果発現までに4〜8週間とやや時間を要するため，オピオイドやNSAIDsなどの鎮痛薬との併用を行い，SREの症状の緩和を行う．

RANKL 阻害薬

薬の特徴

RANKL 阻害薬〔デノスマブ（ランマーク®皮下注 120 mg）〕は，破骨細胞分化因子（RANKL）に結合する完全ヒト型 IgG_2 モノクローナル抗体である．デノスマブが破骨細胞分化因子に結合すると，破骨細胞分化因子受容体（RANK）の活性化が阻害される．この結果，破骨細胞の形成・機能・生存の防御による骨吸収が抑制され，骨病変の進行が抑制される．

■治療目標

骨吸収抑制，骨病変の進展抑制により骨転移を有する患者の SRE 発現抑制を目的に使用される．

■作用機序

骨内の腫瘍は RANKL 発現を促す因子を産生し，RANKL の発現増加は破骨細胞の形成・機能・生存を促進し，過剰な骨吸収につながる．さらに骨吸収の際に腫瘍の増殖あるいは生存を促す因子が分泌され，骨破壊の悪循環が発生する．RANKL 阻害薬は RANK/RANKL 経路を阻害し，破骨細胞の活性化を抑制することで骨吸収を抑制し，腫瘍による骨病変の進展を抑制する（**図 2-2**，p.39）．

■用法・用量

通常，成人にはデノスマブ（遺伝子組換え）として 120 mg を 4 週間に 1 回，皮下投与する．

ケアのポイント

■投与時

- 皮下注射は，上腕，大腿または腹部に行い，27 ゲージ（G）の注射針の使用が推奨される

［根拠］

皮下注射時の痛みの緩和と，薬液が高粘度なため，細い注射針では吸引が困難である．

- 低カルシウム血症の発現を軽減するため，血清補正カルシウム値が高値でない限り，カルシウムおよびビタミン D の経口補充のもとに RANKL 阻害薬を使用する

［根拠］

本剤の使用により重篤な低カルシウム血症の報告があり，死亡に至った例も報告されている．低カルシウム血症発現までの期間は 5 日〜2 週間がほとんどであった．本剤使用中は，頻回に血液検査を行い，観察を十分に行う．また，RANKL 阻害薬による重篤な低カルシウム血症の発現を軽減するため，血清補正カルシウム値が高値でない限り，カルシウムおよびビタミン D（デノタス®チュアブル配合錠）の経口補充のもとに RANKL 阻害薬を使用することが推奨される．

■投与後

- 臨床症状（テタニー，手指のしびれなど）を伴う低カルシウム血症が現れた場合には，カルシウム剤を点滴投与するなどの処置を行う

［根拠］
　主な副作用として，低カルシウム血症(5.8%)，疲労(2.7%)，悪心(2.6%)，関節痛(2.6%)，顎骨壊死(1.8%)，無力症(1.7%)，下痢(1.6%)などが報告されている．RANKL阻害薬(ランマーク®)治療開始後数日から，低カルシウム血症が現れることがある．

■日常生活
- 顎骨壊死や顎骨骨髄炎を予防するため，口腔内を清潔に保つよう患者に指導する

［根拠］
　重大な副作用として，顎骨壊死や顎骨骨髄炎が長期使用時まれに発症することがある．報告された症例の多くは，抜歯などの顎骨に対する侵襲的な歯科処置や，局所感染に関連して発現している．リスク因子としては，悪性腫瘍，化学療法，コルチコステロイド治療，放射線療法，口腔の不衛生，歯科処置の既往などが知られている．
　RANKL阻害薬を継続的に使用する場合，使用開始前に適切に歯科処置を行うか，使用中は可能な限り歯科治療(特に侵襲的歯科治療)を避ける．また，投与前・中・後の継続的な口腔ケア，例えば口腔清掃(ブラッシング)や定期的な歯科検査が重要である．

- 大腿部や鼠径部などの痛みがある場合には，骨折の可能性があることも考慮して適切に対応する

［根拠］
　RANKL阻害薬またはビスホスホネート製剤を長期使用している患者において，非外傷性の大腿骨転子下および近位大腿骨骨幹部の非定型骨折が発現したとの報告がある．これらの報告では，完全骨折が起こる数週間から数か月前に大腿部や鼠径部などにおいて前駆痛が認められている報告もあることから，このような症状が認められた場合には，X線検査を行うなど，骨折に対して十分に注意してケアを行う．

　表2-2に，ビスホスホネート製剤とRANKL阻害薬の比較をまとめた．

カルシトニン製剤

薬の特徴
　カルシトニンは甲状腺から分泌されるホルモンであり，カルシトニン製剤〔エルカトニン(エルシトニン®注40単位)〕は破骨細胞に直接的に作用して骨吸収を抑制する．ビスホスホネートは効果発現までに数日かかるので，緊急時にはカルシトニン製剤を併用することで早期に高い効果が期待できる．ただし，骨吸収抑制作用自体は弱い．

■治療目標
　血清カルシウム低下，骨吸収抑制による高カルシウム血症の治療を目的に使用される．

■作用機序
　骨吸収を抑制することにより，骨から血液へのカルシウム遊離を減少させ，血清カルシウム濃度を低下させる．各種の骨吸収促進因子による骨からのカルシウム遊離および骨吸収窩(骨吸収によってできた穴)形成を抑制する．

表 2-2 ビスホスホネート製剤とRANKL阻害薬の比較

販売名		ゾメタ®点滴静注 4 mg/100 mL	ランマーク®皮下注 120 mg
分類		骨吸収抑制薬	ヒト型抗 RANKL モノクローナル抗体製剤
薬価		33,176 円(2014 年現在)	46,445 円(2014 年現在)
特徴		1. 幅広い固形がんの骨転移および多発性骨髄腫による骨病変に対して,骨関連事象の発現を抑制する 2. 既存のビスホスホネート製剤に比し強力な骨吸収抑制作用を示す(in vitro) 3. 15 分以上での点滴静脈内投与を行うビスホスホネート製剤 4. 世界で広く使用されているビスホスホネート製剤	1. 骨吸収に必須のメディエーターである RANKL を特異的に阻害する分子標的薬である 2. 骨転移を有する乳がん,前立腺がん,その他固形がんおよび多発性骨髄腫の患者において,SRE 発現抑制効果を示した 3. 4 週間に 1 回の皮下投与製剤である
組成・性状	含量	ゾレドロン酸水和物 4.264 mg (ゾレドロン酸として 4.0 mg)/100 mL	デノスマブ(遺伝子組換え)120 mg/1.7 mL
	添加物	D-マンニトール 5100.0 mg クエン酸ナトリウム 24.0 mg 注射用水適量	D-ソルビトール 78.2 mg, 氷酢酸,pH 調節剤
	性状	無色透明の液	無色〜淡黄色の澄明またはわずかに乳白光を呈する液
効能・効果		1. 悪性腫瘍による高カルシウム血症 2. 多発性骨髄腫による骨病変および固形がん骨転移による骨病変	1. 多発性骨髄腫による骨病変および固形がん骨転移による骨病変 2. 骨巨細胞腫
用法用量		1. 悪性腫瘍による高カルシウム血症 通常,成人には 1 ボトル(ゾレドロン酸として 4 mg)を 15 分以上かけて点滴静脈内投与する.なお,再投与が必要な場合には,初回投与による反応を確認するために少なくとも 1 週間の投与間隔をおくこと 2. 多発性骨髄腫による骨病変および固形がん骨転移による骨病変 通常,成人には 1 ボトル(ゾレドロン酸として 4 mg)を 15 分以上かけて 3〜4 週間間隔で点滴静脈内投与する	1. 多発性骨髄腫による骨病変および固形がん骨転移による骨病変 通常,成人にはデノスマブとして 120 mg を 4 週間に 1 回,皮下投与する 2. 骨巨細胞腫 通常,デノスマブとして 120 mg を第 1 日,第 8 日,第 15 日,第 29 日,その後は 4 週間に 1 回,皮下投与する
投与方法		15 分以上かけて点滴静注	皮下注射
海外での発売状況		米国含め世界 100 か国強	米国,欧州,カナダ,豪州
有効性の違い		ランマーク承認資料データ(第Ⅲ相臨床試験結果)■評価項目:初回 SRE 発現までの期間 【進行乳がん】ゾメタ群に比べ,ランマーク群で有意に優れる 【ホルモン不応性前立腺がん】ゾメタ群に比べ,ランマーク群で有意に優れる 【多発性骨髄腫または進行固形がん】同等	
総副作用発現率(%)		■悪性腫瘍による高カルシウム血症 国内での臨床試験 26 例中 22 例(84.6%) ■多発性骨髄腫による骨病変および固形がん骨転移による骨病変 国内での臨床試験 114 例中 71 例(62.3%)	■多発性骨髄腫による骨病変および固形がん骨転移による骨病変 総症例 2,841 例中 827 例(29.1%) ■骨巨細胞腫 総症例 321 例中 161 例(50.2%)

(ゾメタ®添付文書/ランマーク®添付文書より抜粋)

■用法・用量

　通常，成人にはエルカトニンとして1回40単位を1日2回朝晩に筋肉内注射または点滴静注する．点滴静注においては希釈後速やかに使用し，1〜2時間かけて注入する．なお，年齢および血中カルシウムの変動により適宜増減する．

ケアのポイント

■投与時

- ポリペプチド製剤＊であり，ショックを起こすことがあるので，アレルギー既往歴，薬剤過敏症などについて十分な問診を行う
- 繰り返し筋肉内注射を行う場合には，注射部位を変えて行う

[根拠]

　半減期($T_{1/2}$，薬剤の血中濃度が半分となるまでの時間)が36.6±4.1分と短く，1日2回投与が必要である．静脈ラインがない患者では筋肉内注射を行うため，注射部位の皮膚障害(硬結，発赤)に注意し，投与部位を変えて行うなどの工夫をする．

　カルシトニン製剤(エルシトニン®注40単位)の主な副作用は，悪心(4.01%)，顔面潮紅(3.51%)，嘔吐(2.09%)などが報告されている．

■投与後

- 臨床症状(テタニー，手指のしびれなど)を伴う低カルシウム血症が現れた場合には，カルシウム剤を点滴投与するなどの処置を行う

[根拠]

　ビスホスホネート製剤などとの併用で，血清カルシウム値の低下が報告されている．

■効果判定

- 長期使用している患者では，効果と副作用の評価を行い継続する

[根拠]

　カルシトニン製剤の効果は投与開始後数時間内より認められる．しかし，数日間以上投与すると，カルシトニン受容体減少作用(down regulation)が発現して，効果が減弱する場合が多い(エスケープ現象)．

参考文献

1) Hanamura M, Iwamoto T, Soga N, Sugimura Y, Okuda M. (2010). Risk factors contributing to the development of hypocalcemia after zoledronic acid administration in patients with bone metastases of solid tumor. Biol Pharm Bull, 33(4), 721-724.
2) 医薬品添付文書，インタビューフォーム，患者向医薬品ガイド
3) 日本緩和医療学会(編)．(2014)．専門家をめざす人のための緩和医療学．南江堂．
4) 日本緩和医療学会緩和医療ガイドライン作成委員会(編)．(2014)．がん疼痛の薬物療法に関するガイドライン2014年版．金原出版．
5) Saad F, Gleason DM, Murray R, Tchekmedyian S, Venner P, Lacombe L, Chin JL, Vin-

---

＊：ポリペプチド製剤：多数のアミノ酸がペプチド結合により重合したもので，通常の医薬品より分子量が大きいため，体内で異物として認識されやすい．

holes JJ, Goas JA, Zheng M; Zoledronic Acid Prostate Cancer Study Group. (2004). Long-term efficacy of zoledronic acid for the prevention of skeletal complications in patients with metastatic hormone-refractory prostate cancer. J Natl Cancer Inst, 96(11), 879-882.
6) 西條長宏(2014). 最新がん薬物療法学―がん薬物療法の最新知見. 72(増刊2), 日本臨牀社.
7) 恒藤暁. (2013). 系統緩和医療学講座―身体症状のマネジメント. 最新医学社.
8) Twycross R, Wilcock A, Toller CS/ 武田文和(監訳). (2010). トワイクロス先生のがん患者の症状マネジメント 第2版. 医学書院.
9) Twycross R, Wilcock A, Dean M, Kennedy B(編)/ 武田文和, 鈴木 勉(監訳). (2013). トワイクロス先生のがん緩和ケア処方薬―薬効・薬理と薬の使い方. 医学書院.
10) Weinfurt KP, Anstrom KJ, Castel LD, Schulman KA, Saad F. (2006). Effect of zoledronic acid on pain associated with bone metastasis in patients with prostate cancer. Ann Oncol, 17(6):986-989.

(和田 紀子)

2 鎮痛薬

骨転移の患者に対して，鎮痛薬は大きく次のような治療目標(治療のアウトカム)で使用される．

1. 痛みに妨げられない夜間の睡眠
2. 安静時の痛みの消失
3. 体動時の痛みの消失

骨転移は，痛みの発現により発見されることも多く，痛みのマネジメントは必須である．骨転移の痛みは部位により機序も異なるため，正しく診断されることが重要である．上記のWHOが提示している治療目標に沿って，マネジメントを行う．ただし，「3. 体動時の痛みの消失」は，荷重骨の骨転移の場合には目標の達成が難しく，安静が重要な対策となることもしばしばである．

図2-3に，WHO方式の三段階除痛ラダーを示す．骨転移の痛みも，ほかのがんの痛みへの対応と同様に，このラダーに沿って対応していく．

非ステロイド性消炎鎮痛薬(NSAIDs)

薬の特徴

非ステロイド性消炎鎮痛薬(non-steroidal anti-inflammatory drugs：NSAIDs)は，がんの進展，転移，浸潤に伴い患部に集積したマクロファージ，好中球，および同部の血管内皮細胞から放出されるプロスタグランジン(prostagrandin：PG)により起こった炎症性疼痛に有効である．ただし，PG類自体には痛みを引き起こす作用はない．PG類は知覚神経終末の痛みの閾値を下げることにより痛みの感受性を増強する．

骨転移による疼痛の原因は，骨の脆弱化，骨内の神経に対する障害，局所の炎症などに

よる．NSAIDs は炎症を基点とした痛みに有効だが，実際には筋・筋膜や腹膜，胸膜などの機械的圧迫・伸展などによる痛みにも有効である．

NSAIDs は，化学構造によって以下のように分類される（**表 2-3**）．また，NSAIDs にはさまざまな剤型がある．その特徴は**表 2-4** のとおりである．

■ **作用機序**

NSAIDs は，アラキドン酸から PG を合成する経路の律速酵素であるシクロオキシゲナーゼ（cyclooxygenase：COX）の働きを阻害し（**図 2-4**），抗炎症・鎮痛作用を発揮する．なお，COX には，COX-1 および COX-2 がある（**表 2-5**）．

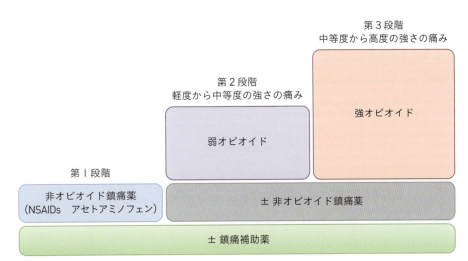

図 2-3 三段階除痛ラダー
〔World Health Organization. (1996). Cancer Pain Relief, 2nd ed. p.15, World Health Organization. より一部改変〕

表 2-3 NSAIDs の分類と特徴および副作用

分類	主要薬剤（商品名）	特徴・副作用
サリチル酸	各種アスピリン	耳鳴り，腎障害
アリール酢酸	インドメタシン（インフリー） ジクロフェナク（ボルタレン） スリンダク（クリノリル） ナブメトン（レリフェン） エトドラク（ハイペン）	効果が強いものが多い
プロピオン酸	ナプロキセン（ナイキサン） ロキソプロフェンナトリウム（ロキソニン） フルルビプロフェンアキセチル（ロピオン）	消炎，鎮痛，解熱作用を平均してもつ 副作用が比較的少ない
フェナム酸	メフェナム酸（ポンタール）	鎮痛作用が比較的強い
オキシカム	メロキシカム（モービック） ロルノキシカム（ロルカム）	一般に半減期が長い （ロルノキシカムは短い）
非酸性	チアラミド（ソランタール）	効果は一般に弱い

表 2-4 剤型による薬の効果の特徴

剤型	特徴
坐剤	胃障害減少，筋肉内投与と同程度の血中濃度が得られる．局部の不快感や下痢を伴うことがある
徐放剤	血中濃度上昇が緩徐 効果持続
腸溶錠	胃障害減少
注射剤	速効性，作用強力
プロドラッグ	胃腸管の中では不活性の薬剤で，胃腸から吸収されて初めて活性型になる 薬剤による胃腸障害は減少
ターゲット療法	病変部に親和性の高い構造とし，特に病変部での作用が増強するよう作られた製剤

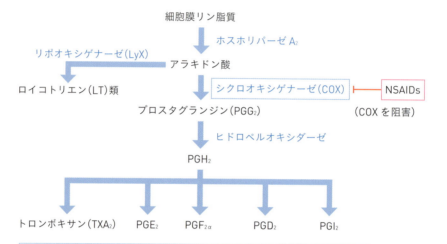

・プロスタグランジン・トロンボキサン類の働き
PGG_2：血圧低下作用・血小板凝集作用，PGH_2：血小板凝集作用
PGI_2：血管拡張作用・血小板合成阻害作用，PGD_2：血小板凝集・睡眠誘発作用
$PGF_{2\alpha}$：黄体退行・平滑筋（子宮・気管支・血管）収縮作用
PGE_2：平滑筋収縮作用，TXA_2：血小板凝集作用，血管収縮作用，気道平滑筋収縮作用

図 2-4 アラキドン酸の代謝経路と NSAIDs の作用
〔日本緩和医療学会緩和医療ガイドライン作成委員会（編）．（2014）．がん疼痛の薬物療法に関するガイドライン 2014 年版．より引用（一部改変）〕

表 2-5 COX-1，COX-2 の特徴

	COX-1	COX-2
発現細胞	血小板，胃，腎，血管内皮細胞などほとんどすべての細胞	炎症部位でのさまざまな炎症細胞（サイトカイン，増殖因子，ホルモン，発がんプロモーター，エンドトキシン，ムチンなど）の刺激で誘導
生理的役割	血小板凝集，胃酸分泌抑制，胃粘膜保護，利尿，腎の再吸収，発痛，血圧・血流の維持など	炎症反応，血管新生，血管拡張，排卵，分娩，骨吸収，ショック時の血圧低下，胃潰瘍の修復，骨折治癒，アポトーシス
病態での発現	なし	各種がん，関節リウマチ，炎症性腸疾患，アルツハイマー病

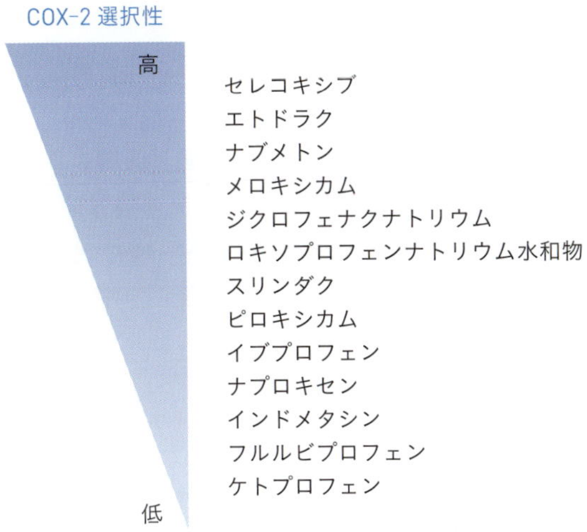

COX-2 選択性

高
- セレコキシブ
- エトドラク
- ナブメトン
- メロキシカム
- ジクロフェナクナトリウム
- ロキソプロフェンナトリウム水和物
- スリンダク
- ピロキシカム
- イブプロフェン
- ナプロキセン
- インドメタシン
- フルルビプロフェン
- ケトプロフェン

低

図 2-5　COX-2 の選択性

ケアのポイント

- 胃腸障害の副作用があるため，胃痛や，胃からの出血(吐血)などの症状を観察する

[根拠]

　COX-1 を阻害することによって生じる PG 合成阻害により，胃における PG 量が低下すると，胃粘膜保護作用の抑制，胃酸分泌の亢進などが起こり，胃腸障害の原因となる．この副作用の初期症状である胃痛や胃からの出血(吐血)を見逃さないようにする．患者には，食直後の服用を勧めるとよい．

　なお，COX-1 は胃粘膜，血小板などを含め多くの細胞が常に発現しているが(表 2-5)，COX-2 は炎症関連細胞などで種々の刺激により発現が増す．このため，COX-2 を選択的に阻害する薬を使用することで，腎障害や胃腸障害などの副作用が少なくなることが期待されている．薬剤としては，エトドラク(ハイペン®)，ナブメトン(レリフェン®)，メロキシカム(モービック®)などが挙げられる(図 2-5)．

　また，NSAIDs による消化性潰瘍の治療薬にはミソプロストール(サイトテック®)がある．消化性潰瘍がある患者に NSAIDs は禁忌であるが，ミソプロストールを併用することで NSAIDs の使用が可能となる．しかし高齢者の場合，消化性潰瘍(穿孔，出血など)が悪化する危険性が高いため，注意が必要である．また，ミソプロストールの副作用として小腸蠕動運動亢進による下痢があるので，下剤の使用には注意する．

- 腎障害時には，スリンダク，プロピオン酸，その他半減期が短い NSAIDs を選択する
- 血液検査などで，腎機能を十分に確認しながら使用する

[根拠]

　COX-1 阻害作用を有する NSAIDs により腎臓における PG の産生が抑制されると，腎血流量の低下により，浮腫，腎不全，タンパク尿，血圧上昇などが起こる．腎機能のモニタリングを行いながら使用することが大切である．

- 心・脳血管系障害(血栓形成)の副作用の発現を，FDP(フィブリン分解産物)や D-ダイ

マー値でモニタリングする

[根拠]

　　NSAIDs によって，心筋梗塞，脳卒中など，重篤で場合によっては致死的な心血管系血栓塞栓性事象のリスクが増大する．COX-2 に選択性が高い薬を使用した場合，PGI_2（血小板活性化の阻害と血管拡張の誘発，すなわち抗血栓作用を示す）の生成は妨げるが，TXA_2（強力な血小板凝集と血管収縮，すなわち血栓形成を促進する）の生成は妨げないため，血栓が形成されやすくなる．このため，循環器障害の危険性の高い患者への投与は慎重に行うべきである．COX-2 選択性の低い NSAIDs でも使用期間とともにリスクは増大する．

- ワルファリン服用中は出血傾向の徴候（あざの出現など）がないか観察する

[根拠]

　　NSAIDs がワルファリンの代謝を阻害し，ワルファリンの作用が強く現れる．

- ニューキノロン系抗菌薬の使用中には，けいれんが起きていないか観察する

[根拠]

　　ニューキノロン系抗菌薬（クラビット®，ジェニナック® など）は，中枢神経系の抑制性伝達物質である γ-アミノ酪酸の受容体への結合の阻害作用を増強し，けいれんを誘発することがある．NSAIDs との併用にて，その作用は増強する．

- 気管支喘息のある患者に投与する際は，あらかじめアスピリン喘息ではないことを確認する

[根拠]

　　NSAIDs が COX を阻害することにより，アラキドン酸はロイコトリエン生成の基質としてさらに利用可能になる．特に，LTC_4 および LTD_4 は強い気管支収縮作用を起こし，粘液の分泌を促進するため，喘息発作を誘発する．

アセトアミノフェン

薬の特徴

■作用機序

　アセトアミノフェンは中枢神経系において COX を阻害し，視床と大脳皮質の痛覚閾値を上昇させることにより，痛みの感覚を和らげると考えられている．しかしながら，骨転移痛への作用機序については一定の見解が得られていない．また，抗炎症作用は非常に弱いとされている．

ケアのポイント

- 注射剤については，投与に際し，本剤への他剤の混注は行わない

[根拠]

　　他の注射薬との配合により，本剤の成分であるアセトアミノフェンの溶解性と安定性を保証できないため，混注は行わない．

- 体重 50 kg 未満の成人にはアセトアミノフェンとして，体重 1 kg あたり 1 回 15 mg を

上限として静脈内投与する

［根拠］

　安全性確保の観点から，相対的に過量投与となることを避けるために，体重 50 kg 未満の患者に対しては体重あたりの用量が設定されている．50 kg 以上の成人については，1 回 300〜1,000 mg，1 日総量 4,000 mg を限度とする．

- 注射剤は，15 分かけて静脈内投与する

［根拠］

　15 分かけることにより，投与後 30 分以降の血漿中濃度が経口製剤と同様の推移を示す．

- 肝機能障害の副作用があるため，倦怠感の観察や AST，ALT のモニタリングが必要

［根拠］

　アセトアミノフェンは細胞障害性の薬剤であり，肝細胞障害がある場合，本剤の使用によって肝細胞に存在する酵素の AST，ALT が血中に漏れ出すことがある．定期的な血液検査や，自覚症状としての倦怠感の観察が必要となる．

- 飲酒はしないよう注意する

［根拠］

　アルコールによる代謝酵素 CYP2E 誘導により，肝毒性をもつ N-アセチル-p-ベンゾキノンイミン（NAPQI）への代謝が促進され，肝不全を起こすことがある．

オピオイド

薬の特徴

　オピオイドとは，オピオイド受容体（μ，κ，δ）に親和性を示す内因性または合成ペプチド類の総称であり，ケシより抽出されたアヘン成分から作られた，あるいはその構造をもとに開発された化合物である．オピオイドによる疼痛治療として，骨転移による痛みを含むがん疼痛に対する WHO 方式がん疼痛治療法の有用性を示した観察研究が複数ある．

　オピオイド鎮痛薬には多くの種類がある．各オピオイド受容体への親和性はさまざまであり，それによる作用も少しずつ異なる．また，剤型の種類も多く，作用の強さや作用時間にも違いがある．表 2-6 に，主なオピオイドとその特徴をまとめた．

作用機序

　鎮痛作用は，主に μ オピオイド受容体を介して発現し，上行性痛覚情報伝達の抑制や，下行性抑制系の賦活化による．徐放性オピオイドは骨転移による持続痛を緩和し，即効性オピオイドは突出痛に有効である．μ オピオイド受容体の活性化は多幸感が生じるのに対して，κ オピオイド受容体では嫌悪感を引き起こし，精神依存を抑制する．

ケアのポイント

オピオイドの副作用に対する観察

- オピオイド開始時や増量時には，悪心・嘔吐出現の時間や状況を観察する

表 2-6 主なオピオイドとその特徴

オピオイド	特徴
モルヒネ	非常に多くの剤型(散, 顆粒, 錠, 徐放細粒, 徐放錠, 徐放カプセル, 内用液, 注射, 坐剤など)がある. 代謝物のモルヒネ-6-グルクロナイドは強力な鎮痛作用を有している
フェンタニル	注射剤, 経皮吸収型貼付剤, バッカル錠, 舌下錠がある. 代謝物は, 活性のないノルフェンタニルである. モルヒネに比較して鎮痛耐性が起こりやすいとの報告がある. また, モルヒネ, オキシコドンと比較し, 便秘の副作用が少ないといわれている
オキシコドン	主代謝物であるノルオキシコドンは非活性である. オキシモルフォンは鎮痛活性を示すが, その割合はごくわずかであるため, 腎機能低下による蓄積が問題になることは少ない
コデイン	オピオイド受容体に対する親和性は低く, その鎮痛効果はコデインの約10%がチトクロム P450 の CYP2D6 により代謝されて生成したモルヒネによるものである. 一部の患者では, CYP2D6 の活性が低くモルヒネがほとんど生成されないため, 鎮痛効果が現れない. 鎮咳作用はコデインそのものによるものである
トラマドール	非麻薬性の弱オピオイドである. μオピオイド受容体に対する弱い親和性とセロトニン・ノルアドレナリン再取り込み阻害作用により, 鎮痛効果を発揮する. また, 神経障害性疼痛にも効果がある. 注射, カプセル, アセトアミノフェンとの配合錠がある
メサドン	μ受容体への親和性のほかに, N-metyl-D-aspartate(NMDA)受容体拮抗作用とモノアミントランスポーターの阻害作用を有するため, 神経障害性疼痛に対しても効果を示す可能性がある

［根拠］

悪心・嘔吐の副作用のモニタリングとして, それらの症状がオピオイドの最高血中濃度到達時間と同じであるか, 体動時であるか, 食後であるかなどを観察する.

オピオイドの副作用である悪心・嘔吐の原因は主に次の3つに分けられる.

①第四脳室底にある化学受容器引き金帯(chemoreceptor trigger zone：CTZ)への直接刺激を介して延髄の嘔吐中枢(vomiting center：VC)に刺激が伝達されることによって起こる. オピオイドの最高血中濃度到達時間に起きやすい. 抗ドパミン薬が用いられるが, 錐体外路症状に注意が必要である.

②前庭器が過敏になり, 運動などが引き金になって CTZ を間接的に刺激し, VC に伝えられる. 乗り物酔いに使われるジフェンヒドラミン・ジプロフィリンやジメンヒドリナートなどが有効である. 体動時に起きることが多い.

③内容物の排泄抑制により胃内圧が上昇し, CTZ や VC を刺激する. 消化管運動亢進作用をもつメトクロプラミドやドンペリドンが有効である. 食後に起きやすい.

このような催吐作用に対する耐性は比較的早く生じるので, 使用開始から2週間ほどで消失することがほとんどである. この頃になると, 制吐剤を減量, 中止することが可能である.

- これまでの排便状況を聴取するとともに, オピオイド開始後の排便状況を観察する

［根拠］

腸の運動低下や腸管分泌抑制による便の硬化, 肛門括約筋の緊張などによって起こるオピオイドの副作用のモニタリングのため, 排便状況の聴取と観察を行う. この副作用につ

いては，耐性形成はほとんど起こらない．オピオイドによって起こる便秘の治療は，糞便中の水分の増加と腸蠕動運動の亢進を促すことによる．同じ作用の下剤を増量するよりも作用の異なる薬剤を併用する方が効果的である．便秘の生理作用がある μ_2 受容体に作用するモルヒネ，オキシコドンから，μ_1 受容体への親和性の高いフェンタニルに変更することで，便秘が緩和することがある．また，内服，坐剤から注射剤へ変更すると，便秘が緩和することがある．経口投与や直腸投与では，中枢の μ_2 受容体と腸管の μ_2 受容体への直接作用によって便秘が生じるため，中枢の μ_2 受容体だけに作用する注射投与に比較し便秘の副作用が多く発現する．

・眠気の出現と鎮痛効果を観察する

[根拠]

　眠気は，オピオイドの投与初期や増量時にみられる副作用である．早期に耐性を生じやすく，1週間以内には消失する．痛みがなく，眠気が消失しない場合には過剰投与と考え減量を行うが，投与後数日は除痛効果により睡眠不足が解消されて眠気が現れていることもあるため，十分な配慮が必要である．

・呼吸数を観察する

[根拠]

　呼吸の抑制は，オピオイドが呼吸中枢を直接抑制することで起こる．通常の呼吸数は12～20回/分である．適切な量のオピオイドを投与している限り，臨床上問題となるような呼吸抑制は起こりにくいが，過量投与，特にオピオイド増量時や注射剤への剤形変更時，あるいは腎機能が低下した場合には出現することが多いので注意が必要である．

　がんの初期で痛みがそれほど強くなく，少量で除痛が得られるような患者の場合には投与開始時に思ったより少ない量で過量となる．

　呼吸抑制が出現したら，気道を確保し酸素吸入を行う．麻薬拮抗薬であるナロキソンの投与が必要になることもあるが，ナロキソンは半減期が短いため呼吸抑制作用が続いている限り繰り返し投与しなくてはならない．

・排尿困難，尿閉，急迫性尿失禁の有無を観察する

[根拠]

　オピオイドによる排尿障害の副作用が現れることがある．膀胱の知覚の低下(CT，MRIなどでがんの脊椎への転移があった場合は，それが原因の場合もある)，括約筋の緊張の増強，排尿筋の緊張の増強，尿管の緊張度と収縮の強さの増大により引き起こされる．症状が軽いときには経過観察で十分であるが，治療が必要な場合には排尿筋の収縮力を増強させるベタネコールやジスチグミン，膀胱出口部の圧を減少させるタムスロシン，シロドシンなどを用いる．効果がみられない場合には導尿という方法もある．

・せん妄・幻覚の出現がないか観察する

[根拠]

　オピオイドの副作用によるものである．投与初期もしくは増量時に発現しやすく，出現してしまうと患者やその周囲の人(家族など)にとって大きな衝撃となる．オピオイドの減量や抗精神病薬であるハロペリドールの投与を検討する．患者がこの症状を内に秘めてしまうことがあれば対処するのも困難になるため，患者との親密なコミュニケーションや，

安心できる環境への調整が必要である.
- 口内乾燥・口渇がないか観察する

［根拠］

オピオイドによる外分泌腺における分泌抑制作用により起こる.氷片や飴,酸味のある食物の摂取を促したり,リップクリームを塗る,部屋の加湿,人工唾液や口腔内保湿剤など対症療法を行う.

- 瘙痒感がないか観察する

［根拠］

ヒスタミン遊離作用により起こる.発現頻度は内服では数％程度であるが,硬膜外投与に限ると20〜100％と増加する.抗ヒスタミン薬であるクロルフェニラミンマレイン酸塩,ジフェンヒドラミンの軟膏などが有効である.

- ピクピクと体の一部が震えていないかを観察する

［根拠］

オピオイドの副作用のミオクローヌスを発見する.不随意運動の一種であり,1つあるいは複数の筋肉が同時に素早く収縮する.オピオイドの種類を変えたり,抗てんかん薬のクロナゼパム,催眠鎮静薬であるミダゾラムが有効な場合がある.

■相互作用

中枢神経抑制薬,三環系抗うつ薬,アルコール,抗ヒスタミン薬との併用で,呼吸抑制,めまい,低血圧および鎮静が起こる.抗コリン作用を有する薬物との併用は,重篤な便秘や尿閉,せん妄などが起こることがある.麻薬拮抗性鎮痛薬であるブプレノルフィンやペンタゾシンと併用するとオピオイド受容体への結合が阻害され,鎮痛作用の減弱や離脱症候が発現する可能性がある.

■オピオイド・スイッチング

オピオイドの副作用により,鎮痛効果を得るだけのオピオイドを投与できないときや,鎮痛効果が不十分なときに,投与中のオピオイドからほかのオピオイドに変更することを,オピオイド・スイッチングという.投与するオピオイドを変更する場合や,投与経路を変更する場合は,投与量の換算やタイミング(最大血中濃度到達時間や半減期など)を計算して,慎重に行う.

■患者への説明

オピオイドへの依存性などへの不安から,その使用をためらう患者も多い.①鎮痛薬を服用する意義を理解してもらうこと,②モルヒネに対する不安や疑問を解消すること,③モルヒネの主作用と副作用を理解してもらうこと,④痛みの表現,伝えることの重要性を理解してもらうこと,⑤定時服用,レスキューの意義を理解してもらうこと,が重要である.加えて,ささいなことであっても,気になることはないか,こまめに問いかけることが大切である.

鎮痛補助薬

薬の特徴

骨転移による疼痛の原因の1つに，骨内の神経に対する障害があり，脊髄圧迫症候群，腕神経叢浸潤症候群，腰仙部神経叢浸潤症候群および悪性腸腰筋症候群などの神経障害性疼痛が発現する．神経障害性疼痛には鎮痛補助薬が有効である．

鎮痛補助薬は，主たる薬理作用には鎮痛作用を有しないが，鎮痛薬と併用することにより鎮痛効果を高める薬物である．鎮痛補助薬の多くは，保険適応外であることに留意して使用すべきである．

■抗うつ薬

投与開始1週間以内に効果が現れ，うつ病の治療量よりも低用量で抗うつ作用を示さずに鎮痛効果が認められる．しびれたような，締めつけられるような，つっぱるような痛みに効果的である．

■抗けいれん薬

電気がはしるような，刺すような痛みに効果的である．プレガバリンは，ガバペンチンと構造が類似しているが，抗けいれん薬ではなく神経障害性疼痛治療薬である．

■局所麻酔薬・抗不整脈薬

がん性疼痛においては，抗うつ薬や抗けいれん薬などの鎮痛補助薬と比較してエビデンスレベルは低い．

■NMDA(*N*-methyl-D-aspartate)受容体拮抗薬

ケタミンについては，術後痛，神経障害性疼痛などに対する鎮痛補助薬としてのエビデンスは多い．オピオイドの鎮痛作用を増強し，オピオイドの鎮痛耐性や依存形成を抑制する．

■コルチコステロイド(ステロイド)

神経圧迫による痛みやしびれに効果的である．強力な抗炎症作用と痛みを感知する部分における浮腫の軽減作用をもたらす．ただし，副作用が多いため長期使用には適さず，予後を考慮して導入する．作用時間が長く，電解質のバランスを調整する作用が比較的弱いベタメタゾン，デキサメタゾンが広く使用される．

主な鎮痛補助薬とその作用機序，および主な副作用，相互作用について，**表2-7**に示した．

表 2-7 鎮痛補助薬

分類	薬剤	作用機序	用法・用量	
抗うつ薬	アミトリプチリン アモキサピン ノルトリプチリン	ノルアドレナリンやセロトニンの神経終末への取り込みを阻害し, 痛み伝達が抑制される.	開始量：10 mg/日［経口］(就寝前)	維持量：10〜75 mg/日［経口］ 1〜3日ごとに副作用がなければ 20 mg → 30 mg → 50 mg と増量
	パロキセチン	セロトニン再取り込み阻害	開始量：20 mg（高齢者は10 mg）/日［経口］	
	デュロキセチン	セロトニンおよびノルアドレナリンの再取り込み阻害	開始量：20 mg/日［経口］(朝食後)	維持量：40〜60 mg/日［経口］ 7日ごとに増量
抗けいれん薬	カルバマゼピン	Na^+チャネルをブロックし, 神経細胞の異常興奮を抑制する.	開始量：200 mg/日［経口］(就寝前)	維持量：200〜1,200 mg/日［経口］ 1〜3日ごとに眠気のない範囲で, 300 mg(就寝前) → 400 mg(夕・就寝前) → 600 mg(夕・就寝前) と増量
	バルプロ酸	GABAの分解酵素を阻害し, GABA濃度を上昇させ, 神経細胞の興奮を抑制する.	開始量：200 mg/日［経口］(就寝前)	維持量：400〜1,200 mg/日［経口］
	フェニトイン	Na^+チャネルをブロックし, 神経細胞の異常興奮を抑制する.	維持量：150〜300 mg/日［経口］(分3)	
	ガバペンチン	Ca^{2+}チャネルを遮断し, グルタミン酸などの神経伝達物質の放出を抑制する.	開始量：200 mg/日［経口］(就寝前)	維持量：2,400 mg/日［経口］ 1〜3日ごとに眠気のない範囲で, 400 mg(分2) → 600 mg(分2) …と増量
	クロナゼパム	ベンゾジアゼピン受容体に作用し, 過剰な神経興奮を抑制する.	開始量：0.5 mg/日［経口］(就寝前)	維持量：1〜2 mg/日［経口］ 1〜3日ごとに眠気のない範囲で, 1 → 1.5 mg(就寝前)まで増量
神経障害性疼痛治療薬	プレガバリン	Ca^{2+}チャネルを遮断し, グルタミン酸などの神経伝達物質の放出を抑制する.	開始量：50〜150 mg/日［経口］(就寝前または分2)	維持量：300〜600 mg/日［経口］ 3〜7日ごとに増量
抗不整脈薬	メキシレチン	Na^+チャネルをブロックし, 神経細胞の異常興奮を抑制する.	開始量：150 mg/日［経口］(分3)	維持量：300 mg/日［経口］(分3)
	リドカイン	Na^+チャネルをブロックし, 神経細胞の異常興奮を抑制する.	開始量：5 mg/kg/日［持続静注, 持続皮下注］	維持量：5〜20 mg/kg/日［持続静注, 持続皮下注］ 1〜3日ごとに副作用のない範囲で 10 → 15 → 20 mg/kg/日まで増量
NMDA受容体拮抗薬	ケタミン	NMDA受容体を阻害して, グルタミン酸などの神経伝達物質の放出を抑制する.	開始量：0.5〜1 mg/kg/日［持続静注, 持続皮下注］	維持量：100〜300 mg/日［持続静注, 持続皮下注］ 1日ごとに精神症状を観察しながら 0.5〜1 mg/kg ずつ増量
ステロイド	ベタメタゾン デキサメタゾン	作用機序は明確ではないが, アラキドン酸代謝経路のホスホリパーゼA_2の産生を抑制するといわれている.	①漸減法　開始量：4〜8 mg/日(分1〜2：夕方以降の投与を避ける) 　　　　　維持量：0.5〜4 mg/日 ②漸増法　開始量：0.5 mg/日 　　　　　維持量：0.5〜4 mg/日	

〔日本緩和医療学会緩和医療ガイドライン作成委員会（編）, (2014). がん疼痛の薬物療法に関するガイドライン2014年版. 金原出版./日本緩和医療薬学会（編）, (2013). 緩和医療薬学. 南江堂をもとに作成〕

主な副作用	相互作用
眠気，抗コリン作用（口内乾燥，便秘，排尿障害，霧視），起立性低血圧，心毒性	モノアミン酸化酵素阻害薬（セレギリン塩酸塩）との併用により，セロトニン量が増加しセロトニン症候群を起こす． チオリダジンとの併用により代謝障害が生じ QT 延長や心室性不整脈を起こす．
悪心，食欲不振，眠気，めまい，自殺企図，頭痛	パロキセチンは，チトクロム P450(CYP)2D6 を阻害するため，タモキシフェンやイマチニブの代謝が阻害される．
セロトニン再取り込み阻害作用によるもののほか，尿閉，散瞳などノルアドレナリン再取り込み阻害作用によるもの	モノアミン酸化酵素阻害薬との併用により，セロトニンおよびノルアドレナリン量が増加し，発汗，不穏，高熱，けいれんなどを起こす．
再生不良性貧血，汎血球減少，徐脈，中毒性表皮壊死融解症，皮膚粘膜眼症候群	CYP3A4 の酵素を誘導する． グレープフルーツジュースとの併用で，カルバマゼピンの血中濃度が上昇する．
重篤な肝障害，横紋筋融解症，溶血性貧血，汎血球減少	カルバペネム系抗菌薬（メロペネム水和物，ドリペネム水和物）との併用により，バルプロ酸の血中濃度が低下する．
肝機能障害，歯肉肥厚，運動失調	CYP3A4 および 2B6 を誘導する． ワルファリンとの併用で，フェニトインの血中濃度が上昇する．
傾眠，浮動性のめまい	制酸薬（水酸化アルミニウム，水酸化マグネシウム）との同時投与によりガバペンチンの血中濃度が低下する．
眠気，ふらつき	中枢神経抑制作用を有する薬剤（プロクロルペラジン，クロルプロマジン）や，アルコールとの併用により相互に作用を増強する．
傾眠，浮動性のめまい	ピオグリタゾンとの併用で，末梢性浮腫のリスクが増す．
中毒性表皮壊死融解症，皮膚粘膜眼症候群，心室頻拍，腎不全，幻覚，肝機能障害，間質性肺炎	テオフィリン濃度の上昇． アミオダロンでトルサード・ド・ポアント (torsades de pointes). シメチジンにより CYP の薬物代謝が阻害され本剤の血中濃度が上昇． リファンピシン，フェニトインで本剤の血中濃度が低下． 尿の pH をアルカリ化させる薬剤（炭酸水素ナトリウムなど）で本剤の血中濃度が上昇． 尿の pH を酸性化させる薬剤（塩化アンモニウムなど）で本剤の血中濃度が低下することがある．
刺激伝導系抑制，意識障害，悪性高熱	CYP1A2 および 3A4 で代謝される． シメチジン，プロプラノロールで本剤の血中濃度上昇． リトナビル，アタザナビルなどで本剤の AUC 上昇． セイヨウオトギリソウで本剤の血中濃度低下． アミオダロンで本剤の心機能抑制作用が増強する．
眠気，ふらつき，悪夢，急性腎不全，呼吸抑制，けいれん，脳圧亢進	バルビツール酸系，オピオイドの併用により，ケタミンの作用が増強される．
口腔カンジダ，高血糖，消化性潰瘍，易感染性，満月様顔貌，精神神経症状，骨粗鬆症	NSAIDs の併用で消化性潰瘍の危険性が増強される． ワルファリンとの併用でワルファリンの作用が減弱する．

参考文献

1) 医薬品添付文書, インタビューフォーム.
2) 加賀谷肇(監・編), 的場元弘, 田中昌代(編). (2006). チームで患者さんをサポートがん疼痛緩和ケアQ&A―効果的な薬物治療・QOLの向上をめざして. じほう.
3) 片山志郎(編). (2010). 緩和医療における服薬指導Q&A. 医薬ジャーナル社.
4) 政田幹夫(監), 中村敏明(編著). (2009). 基礎からわかる ナースのための薬の知識ハンドブック. 医薬ジャーナル社.
5) 日本緩和医療薬学会(編). (2013). 緩和医療薬学. 南江堂.
6) 日本緩和医療薬学会(編). (2008). 臨床緩和医療薬学. 真興交易.
7) 日本緩和医療学会緩和医療ガイドライン作成委員会(編). (2014). がん疼痛の薬物療法に関するガイドライン2014年版. 金原出版.
8) 梅田恵, 樋口比登実, 松林幸子(編). (2008). 新版 よくわかるがん疼痛の治療とケアQ&A. 照林社.
9) World Health Organization. (1996). Cancer pain relief, 2nd ed. World Health Organization, Genova.

(柏原 由佳)

3 放射線治療

　放射線治療は骨転移による疼痛緩和に有効で，それが手術に比べて低侵襲に得られることが大きな特徴である．また，照射した部分のみに効果が及ぶ局所的な治療であるとともに，原因である転移巣に影響を与える治療である点は，鎮痛薬を用いた薬物療法と異なる．

　しかし放射線治療を行っても十分に疼痛が緩和しない場合や，一度緩和されても時間経過とともに再度疼痛が出現する場合，疼痛緩和により活動性が向上したために骨折を招く場合もある．放射線治療と並行して集学的なアプローチが必要となる場合も多く，個々の患者に応じた治療選択，そして看護が必要である．

1 放射線治療の役割

・疼痛緩和
・骨転移の神経圧迫による麻痺の予防・改善
・四肢骨転移の骨折予防

　骨転移に対する放射線治療は緩和的治療であり，通常，腫瘍制御を目的とすることはない．患者の日常生活動作（ADL）の確保・向上のための治療であり，役割として上記の3つが挙げられる．なかでも疼痛緩和を期待する場合が最も多く，その機序としては，腫瘍細胞の減量による骨由来の痛みと周辺の神経への刺激の軽減，さらにがん細胞と骨細胞との間に関与するサイトカインの抑制などが関係していると考えられている．

2 放射線治療の適応

・症状の原因となる腫瘍の局在が同定できている
・治療中，安静体位が保たれる

　この2条件が満たされて，「1．放射線治療の役割」で挙げた3つの役割が期待される場合はいずれも放射線治療の適応となる．部位や原発病変，組織型によって適応が変わることはない．

　しかし，脊椎転移の脊髄圧迫によって麻痺が生じた場合には減圧手術が第1選択であり，その後に腫瘍減量を目的として放射線治療を行う．何らかの理由で手術ができない場合には速やかに放射線治療を開始する．また，四肢骨が腫瘍による病的骨折を生じた場合

にも，手術による内固定が優先される．そして，その後に腫瘍減量を目的とした放射線治療が行われる．

　一般的に除痛効果は照射開始後2週間程度から始まるため，予後がそれより短いと予測される場合に放射線治療の適応とはなりにくい．また，症状の原因となる腫瘍部位に放射線治療歴がある場合には，その際と再照射に伴う近隣臓器の合算線量による晩期障害の可能性を考慮したうえでの治療検討が必要となる．

3 放射線治療の計画

　放射線治療の適応ありと判断し，患者にインフォームドコンセントを行った後に，放射線治療計画を行う．骨転移に対する放射線治療の方法には外部照射法と内部照射法があるが，内部照射法は放射線治療の役割や適応に前述の内容と少し異なるところがあるため，「6．内部照射療法」(p.63)にて後述し，ここでは外部照射法の治療計画について述べる．

患者の固定

　正確な照射のために，照射時に患部が動かないことが重要である．照射に適した体位や，患者の負担の少ない体位を維持するため，状況に合わせた固定具や補助具を用いることもある（**図2-6**）．それでも疼痛によって安静が保てない場合には，照射に合わせて鎮痛薬を用いるなどの対応が必要となる．

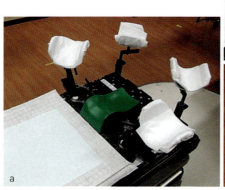
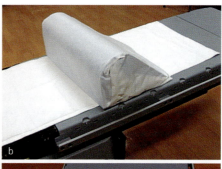
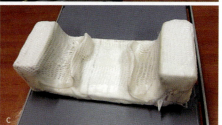

図2-6 固定具
a．手台，b．膝下枕，c．足台

照射野の設定

　患者の固定を行った状態で，X線シミュレーター上，あるいは治療計画用に撮影されたCTを用いて照射野を設定する．

　まず，照射の対象となる標的を同定する．CTやMRI，骨シンチグラフィやPETを参考に症状の原因病巣を同定し，「肉眼的標的体積(gross target volume：GTV)」とする．GTVにその周囲の潜在的に病変が浸潤している可能性のある領域を加えた範囲を「臨床的標的体積(clinical target volume：CTV)」，さらにCTVに照射中の患者の体動や固定精度を加味した範囲を「計画標的体積(planning target volume：PTV)」とする．

　そして，処方する放射線量がPTVに十分照射されるように照射野を設定する．しかし有害事象の発生を抑えるために，その原因となりうる臓器を照射野から外すなどの配慮が必要となることもある．また疼痛の原因部位が複数ある場合に，同時に複数箇所の照射野を設定することも可能だが，その場合には，照射範囲が広くなるため有害事象の発生リスクが高くなることや，治療にかかる時間が長くなることを考慮するとともに，照射野が重ならないように注意しなければならない．

照射方法の設定

　患者の状態や標的体積，危険臓器を配慮し，放射線の照射方向やエネルギーを選択する．例えば，頸椎では咽頭への照射を避けるために左右対向2門照射を，胸椎・腰椎では肺や腸管への線量を考慮し後方1門照射，あるいは前後対向2門照射を選択する場合が多く，骨盤骨では腸管への線量を考慮し，斜入照射や3門照射を行うこともある（図2-7）．

照射線量の設定

　従前，1回3グレイ(Gy)を1日1回，週5日のペースで総線量30 Gyの照射を行う方

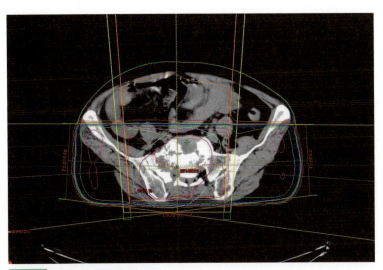

図 2-7 照射方法の設定
仙骨転移に対する後方および左右からの3門照射を計画した．

放射線治療

法が広く行われてきたが，20 Gy/5回/1週間のスケジュールや，8 Gy・単回の照射でも除痛効果に関しては同等と報告され[1]，現在では患者の状態や病状，生活背景に応じて照射線量を設定することが多くなっている．

4 放射線治療の効果

疼痛緩和効果

外部照射によって80〜90%の症例で疼痛の軽減が得られ，40〜50%に疼痛の消失が認められたとの報告がある[2]．がんの原発部位や組織型による適応の可否はないものの，前立腺がんや乳がんでの疼痛緩和効果は比較的よく，逆に腎がんの疼痛緩和率は不良で50%以下との報告もある[3]．

また，疼痛の緩和がみられても，同時に骨が強化されているわけではないことに気をつけておきたい．特に，四肢骨では疼痛緩和後の骨折に注意が必要である．

麻痺改善効果

骨転移の神経圧迫に対する放射線治療では，神経を圧迫している腫瘍を小さくする必要があるため，圧迫の程度が少なく症状が軽度で，悪性リンパ腫や前立腺がんなどの放射線に対する感受性が高い腫瘍ほど効果が期待できる．下肢麻痺の場合には，歩行が可能なうちに治療開始できれば80%は歩行が維持できるが，開始時に歩行不能であれば症状回復は10%以下との報告もある[4]．

5 有害事象

放射線治療は局所治療であり，有害事象も放射線の照射された部位の影響として出現する．そのため照射部位によって出現する症状は異なるが，総線量の少ないことが多く，一般的に重症化する可能性は低い．

急性期有害事象

照射中や照射直後に出現する副作用である．放射線の照射された皮膚の炎症，照射される臓器の粘膜炎が代表的なものとなる（**表2-8**）．皮膚炎は放射線の入射面だけでなく射出面にも生じ，また粘膜炎は放射線の通過ルートに発生するため，放射線が「どこに」「どこから」照射されているかを把握し観察する必要がある．骨転移への放射線治療は線量も多くはないため，ほとんどの急性期有害事象は経過観察のみで改善するが，予防策としては皮膚や粘膜への刺激を少なくしておくことが重要で，皮膚に対してはこすったり着衣などで擦れたりしないように，口腔粘膜や咽頭粘膜の場合は刺激のある食事は避けるようにするとよい．症状が出現し対応が必要な場合には，皮膚の熱感にはアイスノン®での冷却程

表 2-8 急性期有害事象

照射部位	放射線障害	症状
全部位	宿酔	倦怠感,悪心,食欲不振,ふらつき
全部位	皮膚炎	発赤,瘙痒感,びらん
頭蓋骨	皮膚炎	脱毛
顔面骨,頸椎	口内炎	口内痛,口渇,味覚障害
頸椎,胸椎	咽頭炎,食道炎	嚥下時痛,嚥下困難
胸椎,腰椎	胃炎,腸炎	食欲不振,悪心,びらん,潰瘍,出血,下痢
仙椎,骨盤骨	骨髄抑制	白血球減少,貧血,血小板減少
骨盤骨	膀胱炎	頻尿,排尿痛,血尿
四肢骨	リンパ浮腫	むくみ

表 2-9 晩期有害事象

照射部位	障害
全部位	皮膚色素沈着,二次がん
顔面骨,頸椎	口渇,う歯,味覚障害
胸椎,肋骨	肺炎(咳嗽,発熱,呼吸困難),胸膜炎(胸水貯留)
腰椎,仙椎	消化管出血
骨盤骨	消化管出血,膀胱出血
四肢骨	リンパ浮腫

度,かゆみを伴う場合にはステロイド入り,びらんには抗菌薬入りの軟膏などが用いられる.びらんが広範囲の場合には創傷被覆材が有効であることがある.テープを炎症部位に貼らないような注意も必要である.また,粘膜炎にはうがいなどによる保湿と,粘膜保護作用のある液体の消化管潰瘍薬を用いるなどで痛みが緩和される.

晩期有害事象

照射後数か月を経過してから生じる副作用である(**表 2-9**).一般的に骨転移を有する患者の予後は短いため,出現する可能性は低いが,生じると改善が困難な場合もある.

また,最近は薬物療法やケア方法の進歩により長期生存される患者も増えている.患者の予後を判断したうえで,長期予後が期待できる患者の照射範囲や線量の設定には特に注意を払う必要がある.

6 内部照射療法

内部照射療法としてストロンチウム(Sr)-89(^{89}Sr)という静注用のアイソトープ(放射性同

位体）を用いる治療法がある．経静脈的に注入し，^{89}Srが転移骨に多く集まる作用を利用し，そこで放出したβ線で内部照射を行い，疼痛緩和をもたらすものである．しかし，効果が期待できるのは固形がんの骨転移による疼痛であり，骨折や脊髄圧迫による疼痛，神経障害性疼痛や筋膜性疼痛には効果がない．また，外部照射とは異なり腫瘍縮小効果は期待できないため，神経圧迫による麻痺症状や骨折の予防には適していない．

多発性骨転移で疼痛部位が複数ある場合や，移動性疼痛の場合，あるいは，外部照射の既往があり再度の外部照射が困難な場合など，ほかの治療法で疼痛コントロールが不十分で，骨シンチグラフィで疼痛部位に一致した集積増加が認められる患者が適応となる．

また，有害事象として骨髄抑制があり，白血球数や赤血球数，血小板数の少ない患者には適応されない．また，全身骨転移の患者を治療する場合には，骨髄抑制が強く出現する場合があるため十分に注意する必要がある．

有効率は単回投与で46％と報告されており[5]，骨髄抑制より回復する3か月後に複数回投与することが可能である．現時点で外来患者のみが保険適応とされており，その際，^{89}Srは尿中に排泄されるため，家庭でも一定期間は患者の排泄物の扱いに注意が必要となる．投与後2日間は男性でも便座に座って排尿し，水を2回流す．オムツの場合はビニール袋に入れ内容物が漏れないように封入して一般ごみとして処理する．また，投与後1週間は着用した衣類などは家族とは別に洗濯したり，血液などが付着した場合には石けんでよく洗う必要があることを伝える．

患者・家族には，筆者が勤務する施設ではメタストロン®注の患者向けパンフレット（**図**

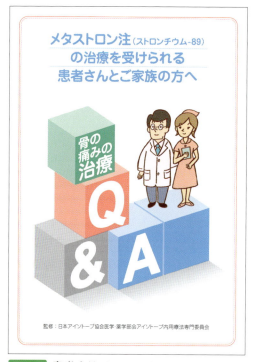

図2-8 患者向けパンフレット
（日本メジフィジックス株式会社．メタストロン®注 患者向けパンフレットより一部抜粋）

2-8)⁶⁾を用いて説明している．

> ### 引 用 文 献
>
> 1) Party BPTW (Bone Pain Trial Working Party). (1999). 8Gy single fraction radiotherapy for the treatment of metastatic skeletal pain: randomized comparison with a multifraction schedule over 12 months of patient follow-up. Radiother Oncol, 52(2), 111-121.
> 2) Tong D, Gillick L, Hendrickson FR. (1982). The palliation of symptomatic osseous metastases. Final results of the study by the radiation therapy oncology group. Cancer, 50(5), 893-899.
> 3) Lee J, Hodqson D, Chow E, Bezjak A, Catton P, Tsuji D, O'Brien M, Danjoux C, Hayter C, Warde P, and Gospodarowicz MK. (2005). A phase II trial of palliative radiotherapy for metastatic renal cell carcinoma. Cancer, 104(9), 1894-1900.
> 4) Loblaw DA, Laperriere NJ. (1998). Emergency treatment of malignant extradural spinal cord compression: an evidence-based guideline. J Clin Oncol, 16(4), 1613-1624.
> 5) 日本核医学会，日本医学放射線学会，日本放射線腫瘍学会，日本緩和医療学会．(2013)．有痛性骨転移の疼痛治療における塩化ストロンチウム-89治療の適正使用マニュアル　第5版．
> 6) メタストロン®注 患者向けパンフレット．
>   http://www.nmp.co.jp/public/meta/pdf/meta20130215.pdf

（吉村 亮一）

4 手術療法

　骨転移性骨腫瘍に対する手術は，姑息的手術と根治的手術に分けられる．長期予後の見込める単発性の骨転移には積極的に根治的手術を選択すべきである．予後が3か月以上見込める場合で，QOL 低下の著しい下肢や脊椎の転移には姑息的手術も積極的に行うべきである．下肢のなかでも特に大腿骨では完全骨折をきたすと著しい QOL の低下を招き，その後の生命予後にも大きな影響を与えるため，完全骨折する前に手術治療を検討する必要がある．

　骨転移例は転移の病態により大きく，骨髄がん症・びまん性骨転移例，多発性骨転移例，単発性骨転移例の3つに分けられる．手術の禁忌は，そのうちの骨髄がん症・びまん性骨転移例である．

1 四肢の骨転移に対する手術療法

　四肢の骨転移は常に病的骨折の可能性があり，溶骨型病変を主体とした骨転移巣では骨折の危険性が大きい（切迫骨折）．完全骨折をきたすと疼痛や骨折部での不安定性により ADL の著明な低下を招き，その後の介護を含めた治療や生命予後にも影響を与える．そのため，完全骨折を起こす前に手術療法を検討する必要がある．上肢の転移では上腕骨，下肢の転移では大腿骨が問題となるため，それぞれについて述べる．

上腕骨

　非荷重肢である上腕骨病的骨折の場合，荷重肢である下肢病的骨折と比べると，外固定により比較的良好な安定性が得られることから，保存治療が選択されるケースもまれではない．しかし，保存治療のみでは良好な骨癒合を得ることは困難であり，長期間の外固定を要し関節拘縮をきたす原因にもなるため，除痛による ADL の改善が得られたうえ，手術リスクが高すぎると判断されなければ手術治療を考慮してもよいと考えられる．通常，転移部は近位と骨幹部に多くみられる．

　近位病変では，骨頭から頸部までの骨量が十分であれば髄内釘固定でよいが，骨頭内に浸潤している場合は人工骨頭置換術が適している．長期予後が見込まれるのであれば，広範囲切除と腫瘍型人工骨頭置換術が適応となる．

　骨幹部病変では，長期予後が見込まれれば腫瘍掻爬，セメント充填と髄内釘固定（図2-9）を行い，長期予後が見込めなければ，単純な内固定のみとし術後放射線治療を併用する．図2-10 に，髄内釘固定を施行した症例を示す．

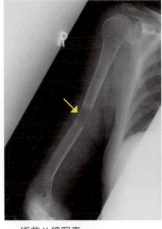
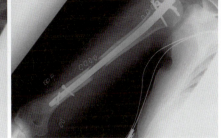

a. 術前X線写真　　　　　b. 術後X線写真

図 2-9 髄内釘固定（上腕）

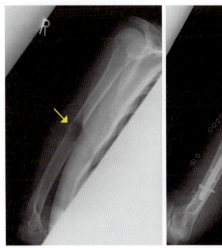

a. 術前X線写真　　　　　b. 術後X線写真

図 2-10 上腕骨骨転移に対し，髄内釘固定を施行した症例

65歳，女性，原発巣は肺がんである．右上腕骨骨幹部への転移による病的骨折に対して，髄内釘固定を実施した．

　遠位病変では，Kirschner鋼線とセメント充填を選択するが，骨量が不十分で固定性が不良と考えられる例には人工肘関節置換術を行う場合もある．

　全身状態が不良で，長時間手術が不可能な場合は創外固定を行う．

大腿骨

　大腿骨の切迫骨折と完全骨折では，疼痛のため床上臥床安静を余儀なくされることが多い．床上での体位交換や清拭も，疼痛や骨折部の不安定性のため行うことができなくなることが多い．そのために生命予後にも影響が出てくる．溶骨性変化が大きく，骨折の危険性が大きい切迫骨折の状態，完全骨折を生じた状態で，生命予後が3か月以上見込めれば手術の適応となる．

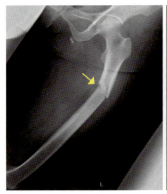 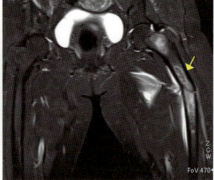 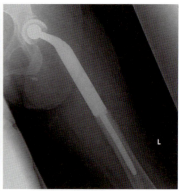

a. 術前 X 線写真（正面）　　b. 術前 MRI 画像（正面）　　c. 術後 X 線写真（正面）

図 2-11　大腿骨骨転移に対し，腫瘍用人工骨頭置換術を施行した症例
61 歳，女性．肺がんの大腿骨近位端と骨幹部転移．腫瘍の広範囲切除を行い，腫瘍用人工骨頭置換術を実施した．

　明らかに生命予後が 1 か月以内であるような症例では，局所麻酔と鎮痛処置で行える創外固定やスクリューでの固定が適応となる．仮に歩行が不可能であるとしても，固定により除痛が得られれば，床上での体位変換や座位での食事，車いすへの移乗など ADL の改善が得られることになる．

　手術は，病巣が骨幹部や近位端で，生命予後が 3 か月以内であれば腫瘍は切除せず支持性を得るだけの髄内釘固定やプレートによる単純な固定が適応となる．この場合，除痛と車いすへの移乗が目標となる．3 か月以上生命予後が見込めれば，可及的切除や掻爬後に髄内釘固定し，切除後欠損部にセメント充填を行う．この場合は，局所制御と患肢への荷重，歩行が目標となる．

　病巣が大腿骨頸部や骨頭であり長期予後が見込める場合には，病巣の広範囲切除に加えて通常型人工骨頭置換術や腫瘍用人工骨頭置換術を行う（図 2-11）．

　図 2-12 に，大腿骨骨幹部への転移の所見を示す．さらに，髄内釘固定を施行した後の X 線写真を図 2-13 に示す．

2　脊椎の骨転移に対する手術療法

　脊椎は骨転移の最好発部位である．脊椎は体幹の支柱であり，脊髄がその中を通っている．脊椎転移が生じるとその脆弱性や不安定性のための体動時痛や，脊髄・神経根の圧迫による疼痛と神経麻痺を惹起し，QOL の著しい低下を招く．手術の目的は，これらの症状の改善とそれに伴う QOL の改善である．QOL の改善はその後の生命予後に大きな影響を与える．神経麻痺が存在する場合は，慎重に手術適応を評価し，可及的速やかに手術，および放射線治療を施行することが望ましい．

　手術は，四肢と同様に姑息的手術と根治的手術に分けられる．手術適応を検討する場合には，患者の全身状態の把握，予後，腫瘍の部位と数，病態が重要となる．多くは，生命予後を 3～6 か月以上としているが，予後を予測することは容易ではない．予後予測スケール（徳橋スコア）（表 2-10，表 2-11）を用いて予測予後を考慮して適応を決定する[1-3]．予測

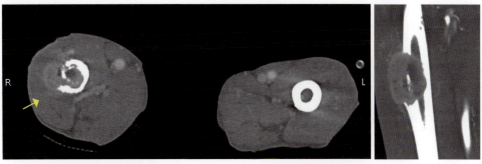

a. CT画像(断面図)　　　　　　　　　　　　　　　　　b. CT画像(側面図)

c. X線写真(正面)　　　d.：X線写真(側面)

図 2-12　**大腿骨骨幹部への骨転移**
60歳，男性．右大腿骨骨幹部への骨転移．完全に骨折は起こしていない(切迫骨折状態)．

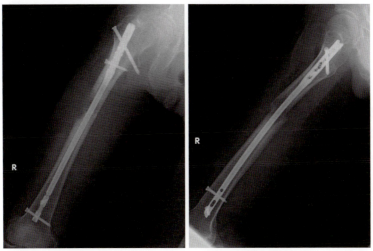

a. 術後X線写真(正面)　　　b. 術後X線写真(側面)

図 2-13　**大腿骨骨転移に対し，髄内釘固定を施行した症例**
図 2-12 の症例に対し，完全に骨折を起こす前に髄内釘で固定した．

予後は総点が 8 点以下では 6 か月未満，12〜15 点では 1 年以上とされることから，8 点以下では保存治療または姑息的手術，12 点以上では積極的な腫瘍切除と脊柱再建術を行う．

表 2-10 徳橋スコア（術前予後判定点数）

		点数	総計点数	予想予後
1. 全身状態 (PS：performance status)	不良 （PS：3, 4）	0	0～8点	6か月＞
	中等度（PS：2）	1	9～11点	6か月≦
	良好 （PS：0, 1）	2	12～15点	1年≦
2. 脊椎以外の他の骨転移数	3≦	0		
	1～2	1		
	0	2		
3. 脊椎転移の数	3≦	0		
	2	1		
	1	2		
4. 原発巣の種類	肺, 食道, 胃, 膀胱, 膵, 骨肉腫	0		
	肝, 胆嚢, 不明	1		
	その他	2		
	腎, 子宮	3		
	直腸	4		
	乳, 前立腺, 甲状腺, カルチノイド	5		
5. 主要臓器転移の有無	切除不能	0		
	切除可能	1		
	転移なし	2		
6. 麻痺の状態	完全麻痺	0		
	不完全麻痺	1		
	麻痺なし	2		
		計 15点		

(Tokuhashi Y, et al. (1990). Scoring system for the preoperative evaluation of metastatic spine tumor prognosis. Spine, 15(11), 1110-1113. /Tokuhashi Y, et al. (2005). A revised scoring system for preoperative evaluation of metastatic spine tumor prognosis. Spine, 30(19), 2186-2191. より)

表 2-11 全身状態（performance status：PS）

Score	定義
0	全く問題なく活動できる．発病前と同じ日常生活が制限なく行える．
1	肉体的に激しい活動は制限されるが，歩行可能で，軽作業や座っての作業は行うことができる．　例：軽い家事，事務作業
2	歩行可能で自分の身の回りのことはすべて可能だが作業はできない．日中の50％以上はベッド外で過ごす．
3	限られた自分の身の回りのことしかできない．日中の50％以上をベッドかいすで過ごす．
4	全く動けない．自分の身の回りのことは全くできない．完全にベッドかいすで過ごす．

(Common Toxicity Criteria, Version 2.0 Publish Date April 30, 1999.
http://ctep.cancer.gov/protocolDevelopment/electronic_applications/docs/ctcv20_4-30-992.pdf
JCOGホームページ http://www.jcog.jp/ より引用)

姑息的手術

経皮的椎体形成術

椎体の脆弱性や椎体圧潰による疼痛に対し，経皮的に椎弓根部を通して圧潰椎体に骨セメントを注入し，椎体形成術を行う．低侵襲で全身状態が不良な例にも施行が可能で，即時的除痛効果にも優れているが，肺塞栓や脊柱管へのセメント漏出などの合併症の報告もあり，その適応は慎重に判断するべきである．

後方除圧固定術

後方からの脊柱管除圧と脊椎インストゥルメンテーション（金属材による内固定）を用いて脊柱再建を行う術式で，最も汎用されている（図2-14）．神経症状がない場合は，脊柱管除圧をせず，脊柱再建だけを行う場合もある．さらに，後方からの除圧だけでなく，脊柱管内や椎体病巣の腫瘍掻爬・切除も行うようになった．最近では，低侵襲脊椎固定術（経皮的椎弓根スクリューシステム）も導入され，大きな展開を回避した脊柱再建術が行えるようになった（図2-15，図2-16）．

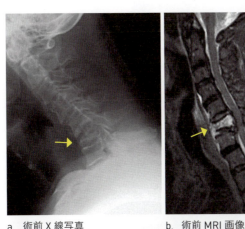

a. 術前X線写真　　b. 術前MRI画像

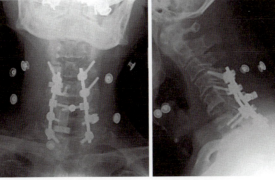

c. 術後X線写真（正面）　　d. 術後X線写真（側面）

図2-14 頸椎骨転移に対し，後方除圧固定術を施行した症例

83歳，男性．悪性黒色腫のC6転移．後方から椎弓切除による脊柱管除圧術と，C4～T1までの頸椎インストゥルメンテーションを用いた後方固定術を行った．予後点数（徳橋スコア）：10点

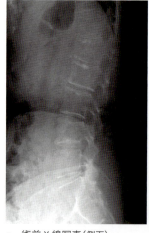
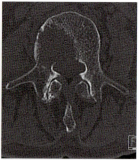

a. 術前 X 線写真(側面)　　b. 術前 CT 画像

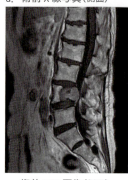
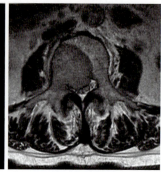

c. 術前 MRI 画像(側面)　　d. 術前 MRI 画像(断面)

図 2-15　腰椎骨骨転移に対し，低侵襲脊椎固定術(経皮的椎弓根スクリューシステム)を施行した症例：術前
65 歳，女性．肺がんの L4 転移．腰痛と下肢痛で受診し，精査したところ肺がんが発覚する．

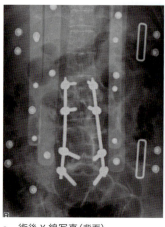
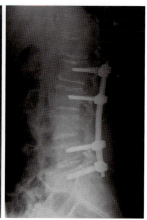

a. 術後 X 線写真(背面)　　b. 術後 X 線写真(側面)

図 2-16　腰椎骨骨転移に対し，低侵襲脊椎固定術(経皮的椎弓根スクリューシステム)を施行した症例：術後
経皮的椎弓根スクリューシステムを用いて後方固定術を行い，L4 レベルのみの小切開で脊柱管除圧と腫瘍の部分切除を行った．

腫瘍脊椎骨全摘出術

腫瘍脊椎骨全摘出術(total en-bloc spondylectomy：TES)とは，腫瘍椎骨をひとかたまりにして切除する術式であり，腫瘍の広範囲切除と人工椎体を併用した脊柱再建術を行うものである(図2-17，図2-18)．手術侵襲はほかの術式に比べ大きく，患者の全身状態と生命

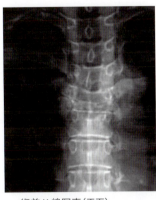
a. 術前X線写真(正面)

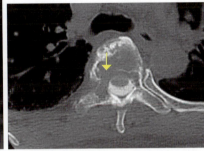
b. 術前CT画像(断面)

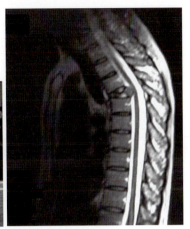
c. 術前MRI画像(側面)

図 2-17 胸腰椎骨転移に対し，腫瘍脊椎骨全摘出術を施行した症例：術前
47歳，女性．乳がんT5転移．予後点数(徳橋スコア)：14点

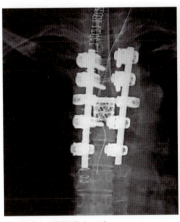
a. 術後X線写真(正面)

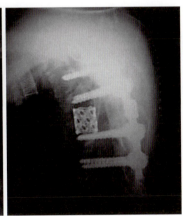
b. 術後X線写真(側面)

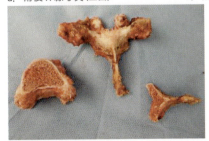
c. 摘出した腫瘍椎骨

図 2-18 胸腰椎骨転移に対し，腫瘍脊椎全摘出術を施行した症例：術後
T5のTESを施行し，腫瘍椎骨を摘出して脊柱再建を行った．

予後評価を行い，慎重に適応を判断する必要がある．

腫瘍切除縁は marginal（周辺/辺縁）または wide（広範）で，他の術式に比べ理論的には最も優れており，その良好な長期成績が報告されている．しかし，根治性という点では，すでに血中にがん細胞が存在する転移という病態での本術式の適応については議論が残る．

最近では，腫瘍凍結免疫を応用した，切除腫瘍脊椎骨を凍結処理して骨移植し脊柱再建を行う術式も開発されている．

文献

引用文献

1) Common Toxicity Criteria, Version 2.0.(1999). Publish Date April 30. http://ctep.cancer.gov/protocolDevelopment/electronic_applications/docs/ctcv20_4-30-992.pdf
  JCOG ホームページ http://www.jcog.jp
2) Tokuhashi Y, Matsuzaki H,Toriyama S, Kawano H, Ohsaka S.(1990). Scoring system for the preoperative evaluation of matastatic spine tumor prognosis. Spine, 15(11), 1110-1113.
3) Tokuhashi Y, Matsuzaki H, Oda H, Oshima M, Ryu J.(2005). A revised scoring system for preoperative evaluation of metastatic spine tumor prognosis. Spine, 30(19), 2186-2191.

参考文献

1) 厚生労働省がん研究助成金がんの骨転移に対する予後予測方法の確立と集学的治療法の開発班（編）．(2004)．骨転移治療ハンドブック．金原出版．
2) 杉浦英志．(2013)．転移性骨腫瘍（四肢）の手術療法．臨床整形外科，48(7)，663-668．
3) 德橋泰明，上井 浩，大島正史，海老原貴之．(2013)．転移性骨腫瘍（脊椎）の手術療法．臨床整形外科，48(7)，669-674．
4) 特集 脊椎脊髄の科学－基礎と臨床の進歩 Review 2014．(2014)．脊椎脊髄ジャーナル，27(4)，三輪書店．

（白旗 敏之）

5 神経ブロック

　近年の薬物療法の発展により，オピオイドの有効な内臓痛は薬物療法でかなり解決できるようになった．しかし，薬物療法のみでは除痛に限界があることは間違いなく，神経ブロック療法などの併用によりQOLの向上を得ることが可能となるのは明らかである．特に骨転移痛や神経障害性疼痛などオピオイドの効きにくい痛みには，くも膜下フェノールブロック，硬膜外ブロック，神経根ブロックや肋間神経ブロックなどが非常に有効である．

1 神経ブロックの基本

　神経ブロックの基本は，最少量の薬剤で最大の効果を挙げることである．そのため痛みの部位診断とその部位への正確な穿刺が必要となる．確実な神経ブロックが施行されれば，ほとんどの痛みは一時的にせよ消失・軽減される．さらに神経ブロックは，治療のみならず疼痛部位の確定診断や痛みの種類の判別など診断法としても有用である．しかし，合併症を惹起するとさらなる苦痛を与えることになる．穿刺による神経損傷や，出血・血腫・感染などのリスクを回避するため，既往歴，抗凝固薬などの常用薬，出血傾向・免疫能低下など，ブロック前の詳細な問診や検査，および患者・家族へのわかりやすい説明と同意は必須である．神経ブロックの施行，評価は1人の力で成り立っているのではなく，ブロック熟練者，切磋琢磨するスタッフ，看護師，薬剤師，放射線技師などチームを組んではじめて自信をもって安全確実なブロックが施行できる．

2 神経ブロックの実際

くも膜下フェノールブロック

　四肢に影響のない胸壁・肋骨転移などの片側躯幹の痛みや，人工肛門・(自己)導尿済みの(旧)肛門部痛などに対し適応となる，完全除痛が望める最強のブロックである．
　くも膜下腔(図2-19)に高比重フェノールグリセリンを注入し，神経根レベルでブロックするきわめて強力な方法である．デルマトーム(図2-20)に従い確実に施行できれば，完全除痛も可能となる．ただし，局所麻酔薬(以下，局麻薬)とは異なり，神経破壊薬は非可逆的変化を起こすため決定には慎重を期す．ブロックにより失うもの(機能障害)と望む

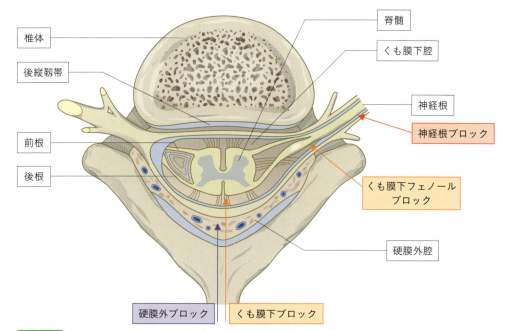

図 2-19 脊髄周辺縦断面と，神経ブロックの目標部位

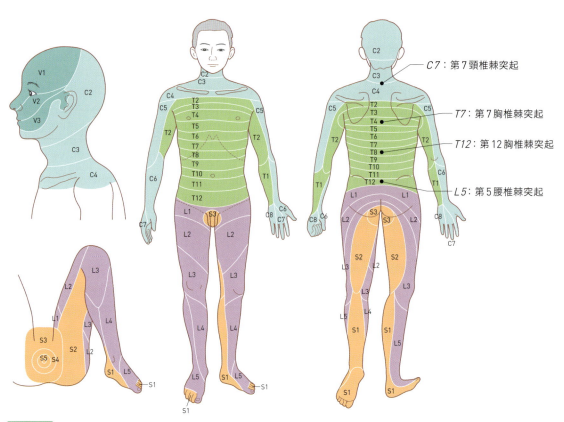

図 2-20 デルマトーム

効果(除痛)を比較検討することが重要である．それゆえ，上肢下肢の運動機能，膀胱直腸障害に影響のない部位で施行されることが多い．

■患者への説明
患者・家族への説明は**図 2-21** のようなパンフレットを用いて行い，施行を考慮する．

■施行の際の注意事項
薬液注入後は注入時の体位を 1 時間保持し，ブロック後はフェノールグリセリンが安定するまで約 24 時間仰臥位またはブロック側下側臥位にてベッド上安静とする．

安静解除後は，ブロック部位の知覚低下，疼痛の変化をチェックする．痛みの軽減程度によりオピオイドなどの鎮痛薬を減量することが可能である．

硬膜外ブロック

顔面以外すべての分節の痛みに対応できる一般的なブロックである．デルマトームに従い穿刺(単回注入法，カテーテルによる持続注入法)を行い，薬液を投与する．局麻薬単独，局麻薬とオピオイド，オピオイドと生理食塩水など，注入薬剤の種類や量・濃度を変更することによって除痛領域や持続時間などをコントロールできる．使用頻度，利用価値ともに高く，PCA(patient controlled analgesia)機能を付加することにより有用性が高まる．

■患者への説明
くも膜下腔の外側の空間に薬液を注入(**図 2-19**)する旨を説明する．また，この手法では交感神経，知覚神経，運動神経などをブロックするため，その部位で発現する症状(皮膚温上昇，筋力低下など)があることを説明する．合併症は，くも膜下穿刺の場合が最も多い．

■施行の際の注意事項
局麻薬注入から約 1 時間は血圧・脈拍・呼吸状態などに注意する．急激な血圧低下，呼吸抑制に対応できる状況下でブロックを行うことが重要である．

神経根ブロック

肋骨転移による側胸部痛，脊椎転移で腫瘍が骨外に増殖し神経根にまで波及した場合，大腰筋内への腫瘍浸潤・転移による神経根症状など特定の神経根症状に対する優れた除痛法である．躯幹の疼痛であれば肋間神経ブロックやくも膜下フェノールブロックが有効であるが，腰下肢痛の場合は運動機能を考慮すると，くも膜下フェノールブロックの選択は困難である．

神経根ブロックは，下肢運動機能を障害せず，除痛効果が得られ，ADL を改善するため非常に有効なブロックといえる．局麻薬にて施行し，効果および有効期間などを判定し，永久ブロックを考慮する．神経根には知覚線維と運動線維が存在するため，永久ブロックの目的で神経破壊薬を使用すると知覚低下とともに筋力低下を起こすので，比較的安全性の高い高周波熱凝固を第 1 選択とする．

■患者への説明
神経根近傍に直接穿刺(**図 2-19**)すること，短時間ではあるが痛みを伴う治療であることを説明する．穿刺時に，もともとの痛みの部位に激痛が走り，まさにその部分に薬剤が

限局された片側の躯幹の痛みに用いられる強力なブロックです．がん性疼痛や脊髄損傷後の痙性麻痺に用いられています．

脊髄は，脳脊髄液で満たされたくも膜下腔にあります．脊髄は，頸髄・胸髄・腰髄・仙髄からなり，頸神経8対，胸神経12対，腰神経5対，仙骨神経5対，尾骨神経1対の脊髄神経を出入しています．くも膜下フェノールブロックは，くも膜下腔に神経破壊薬を注入することで一部の脊髄神経根を破壊し神経の伝達を遮断する方法です．

くも膜下フェノールブロックは，限局する激しい痛みに適応があります．強力なブロックですので完全除痛が望めます．しかし，痛みの神経だけでなく，運動神経，知覚神経などすべての神経が遮断されてしまうので，失う機能も考えて施行する必要があります．上・下肢であれば腕の運動障害や，歩行障害が起こります．骨盤腔内臓器の痛みに対し施行すると，膀胱直腸障害(排便・排尿障害)，射精障害が起こります．得るものと失うものとを考えて適応を決めることが大事です．

ブロックの手順
　痛みの部位を決定することが最も大切です．

- 特に指示のない場合は，ブロック前処置はありません．飲食も普通で結構です．
- 痛みのある側を下にして側臥位になります．
- 穿刺する位置を慎重に決定します．
- 穿刺する椎間が一番下になるようにベッドを傾けます(位置がずれないように支持器でささえますので緊張なさらずに横になっていてください)．
- 穿刺部位を十分に消毒し，皮膚に痛み止めをします．
- ブロック針を慎重にゆっくりくも膜下腔まで進めます．
- 脳脊髄液の流出を確認のうえ，神経破壊薬をゆっくり注入します．
- 針を抜いてブロックは終了ですが，そのままの格好で約1時間安静を保ちます．
- その後，ベッド上安静と致しますが，原則として仰臥位かブロック時と同じ側臥位とします．トイレ・食事もベッド上となります．
- 翌朝，合併症のないことを確認のうえ，安静解除となります．
- ブロックの効果が消失あるいは不十分な場合は，相談のうえ，再度施行します．

合併症
- 膀胱直腸障害
- 上・下肢運動障害
- 脊髄・神経根損傷
- 脊髄動脈障害(胸髄1～4，腰髄1領域)　など

一度のブロックで十分効果を得ようとすると思わぬ合併症が起こります．数回に分けて安全に薬を注入するように心がけています．ワンチャンスではないことをご理解いただき安全に施行したいと思います．

図 2-21 くも膜下フェノールブロックについての説明書(昭和大学病院)

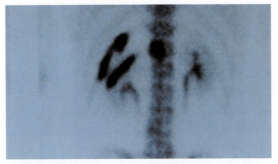

a．骨シンチグラフィ

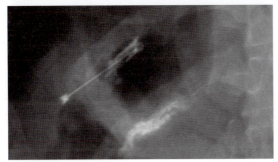

b．X線画像

図 2-22　肋間神経ブロック
a．胸椎・肋骨に集積像がみられる．
b．肋骨下縁・神経血管鞘に造影剤が拡がっている．

注入されたと感じる．痛みの再現性があるため，治療した実感はある．

■施行の際の注意事項

　造影剤により針先の位置が確認できるため，くも膜下腔や硬膜外腔を穿刺した場合は，穿刺しなおす．しばしば一部が硬膜外腔に流れることが確認できるが，薬液量が少ないため特に問題にはならない．しかし，血圧低下が認められた場合は，輸液・酸素吸入・昇圧薬などで対応する．

肋間神経ブロック

　胸部・腹部および背部の体壁痛や肋骨転移・胸椎転移による痛みなどに有効なブロックである（**図 2-22**）．気胸の合併症を注意すれば，比較的簡単で安全に施行できる．神経破壊薬や高周波熱凝固を使用すると，長時間の効果が期待できる．アルコール神経炎などを危惧し，神経破壊薬として高濃度ジブカインを使用することが多い．

経皮的コルドトミー

　脊髄の痛覚伝導路が位置している外側脊髄視床路を熱凝固により遮断し，除痛を得る方法である．C1-C2間で前側索が完全に遮断されると，反対側の第3～4頸神経領域以下の全域が無痛覚となる．痛覚と同時に温覚・冷覚の神経線維も遮断されるが，運動機能や触覚・深部感覚は残存する．しかし，高頻度ではないが神経線維の再生過程に関与すると思われる異常知覚の出現がみられることや，手技が困難であることから，患者の全身状態・

表 2-12 神経ブロックが禁忌となる場合

1. 同意協力が得られない
2. 出血傾向が認められる
3. 穿刺部に炎症・感染が認められる
4. 痛みが移動する
5. 全身状態が著しく悪化している
6. 経験のあるペインクリニシャンが不在

予後などを十分に検討し適応を決定する必要がある．また，施行可能な施設は限られている．

3 痛みなく過ごすために

　がん患者の療養期間が延長し，難渋するがん性疼痛患者が増加している．薬物療法の発展は目覚ましいものがあるが，それだけでは十分な除痛が得られず，神経ブロック療法などの必要性が高まっている．禁忌（表 2-12）以外であれば，筆者はブロックの施行は可能だと考えている．

　痛みのアセスメントを確実に行い，常に多くの治療法を考慮し，"早期・的確なブロック"も念頭において，困ったときには適応を見極めるためペインクリニシャンに依頼していただきたい．

（樋口 比登実）

6 理学的管理

　骨転移を合併した患者の理学的管理で重要なことは，その患者の全身状態と転移部の局所状態の正確な把握である．患者は，原発巣の治療と転移部の治療を同時に進めていくことも多い．全身状態が寛解傾向にあっても，転移部の疼痛や不安定性などのために床上安静を余儀なくされる場合がある．また，その逆で，転移部の疼痛コントロールが良好で荷重動作も可能となっても，全身状態が悪く床上安静が必要なこともある．全身状態の程度により，転移部の大掛かりな手術を計画したり，手術を回避し放射線治療と装具療法を選択する場合もある．また，その中間的な低侵襲な手術を選択する場合も考えられる．
　ここでは，骨転移の好発部位別に日常生活動作（ADL）上の注意点，一般的な装具の役割，チェック項目などについて述べる．

1 頸椎転移

上位頸椎の装具と指導のポイント

　上位頸椎，特に第 1，2 頸椎（環椎，軸椎）は，頸椎の回旋動作の多くを担っているため，同部位への骨転移では，頭部の重さを免荷しつつ回旋運動を抑制する必要がある．そのため，一般的な頸椎カラーではなく顎受けと後頭部の支えのある，フィラデルフィア装具（図 2-23）が適当と考えられる．基本的には，終日の装着が必要である．体幹や下肢に問題がなければ，座位や車いす移動，歩行は可能である．床上からの起き上がりでは，上肢や体幹に問題がなく 1 人で起き上がれる場合でも，側臥位からベッド柵をつかんでの横起きが頸椎に負担をかけず安全である．それ以外の患者では，頸椎後方を押さえつつの介助での起き上がりがよい．装具使用初期には，頭部と頸椎が固定されるため，締め付け感，息苦しさ，頭痛，悪心などを訴える場合があるが，付属の顎マットを入れたり，安定剤や睡眠導入薬の検討をしてみるとよい．また，下方・側方の視野が制限されるので，つまずいての転倒や歩行時の衝突に気をつけるよう指導が必要である．
　高齢者の場合は，飲食時にうまく嚥下ができないと，誤嚥性肺炎を引き起こす可能性があるので，食事のみ簡易な頸椎カラー（図 2-24）とする方法もある．入浴は，頸椎カラーを装着して座位でのシャワー浴が安全である．座位が困難な場合は，臥位での器械浴もしくは，床上での清拭となる．

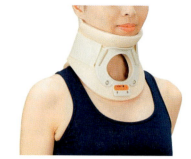

図 2-23 フィラデルフィア装具
（川村義肢株式会社より資料提供）

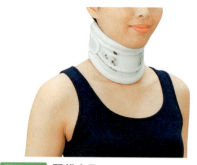

図 2-24 頸椎カラー
（川村義肢株式会社より資料提供）

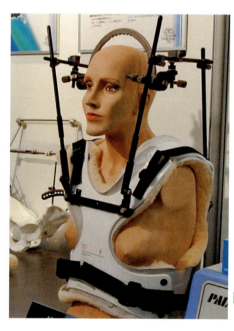

図 2-25 ハローベスト
（装具展示会にて筆者撮影）

中下位頸椎の装具と指導のポイント

　第 3 頸椎以下の中下位頸椎の骨転移の場合，1 か所のみで骨溶解領域も小さければ頸椎カラーだけでも問題ないこともあるが，安静度や注意点は上位頸椎に準ずる．骨転移が複数存在する場合は，フィラデルフィア装具もしくはハローベスト（**図 2-25**）固定が必要である．

　ハローベストは，フィラデルフィア装具よりも強固な固定方法である．通常，臥位での装着となる．腹側背側に分かれている木綿製の肌着をつけて，その上にムートン付きの硬性ベストを装着する．次に，頭蓋骨のピン刺入部位として適切な位置に局所麻酔薬を浸潤させ，4 本のピンで頭蓋骨リングを固定する．そして，このリングと硬性ベストを 4 本のカーボン製の支柱で結合する．ピン刺入時には，後に皮膚が引きつれて閉眼が困難となることがあるので，閉眼させておく．固定後は，呼吸，嚥下に問題がないかを最初の数日間は頻回に観察することが大切である．また，最初の数日間は，ピンやナットが緩んだり，

ムートンが汗で薄くなり，頭部と硬性ベストの重さが骨転移部に荷重してしまうことがあるので，頭重感や頸部痛，僧帽筋部痛が出現していないかを観察することも重要である．皮膚の褥瘡観察も同様である．入浴は下半身のシャワー浴と仰臥位の洗髪は可能だが，体幹部は清拭となる．

飲食は，誤嚥を予防するため，座位が安全である．最初は少量の飲水テストから始めるとよい．ベッド上からの起き上がりについては，電動で背もたれを起こしていくと，ベスト部分に頭側方向へと引き上げる力が発生するので危険である．ベッドアップは30度までとして，それ以上は側臥位からの横起き，端坐位が安全である．装着後1週間経過すると安定期となるので，3日おき程度のピン，ナット確認となる．

日常の観察項目

毎日の観察項目として，脊髄障害の早期発見のため，疼痛や筋力，知覚，尿意，便意の評価が大切である．患者主体の疼痛スケールや徒手筋力テストなど再現性のある評価法を用いることが有用である．放射線治療や手術治療にて，腫瘍の縮小化や骨硬化，局所安定性の改善が得られれば，安静度は変更となるので，主治医との画像を含めた情報の交換が大切である．

2 胸椎・腰椎転移

胸椎部は，肋骨と連続し胸郭を形成しているので不安定性は生じにくいとされているが，胸髄は易損性が高いため，小さな不安定性や脊柱管内への転移性腫瘍増殖により脊髄障害が発生しやすいともいわれている．特に胸腰椎移行部は肋骨が小さいため，不安定性が発生しやすく，疼痛や下肢麻痺の原因となりやすい．よって，早期からの強固な固定が必要となる．

骨転移の範囲が小さく，明らかな骨折を認めず，疼痛自制範囲内であれば，立位保持が可能であるので，ギプス採型による体表面にフィットしたフルコンタクトの硬性コルセットが作製できる．しかし，多くの場合，体動時の疼痛が激しいため，臥床安静のままでの採寸により既製品フレームコルセット（図2-26）を処方し微調整して使用している．

基本的には，24時間の装着が必要である．装具を装着していれば，端坐位，車いす乗車が可能となるが，椎体の圧潰が高度であり，疼痛コントロールが困難であったり，脊髄性麻痺の可能性がある場合は，体位変換は可能であるが，ベッドアップは30度までの安静度となる．また，座位や車いすの場合，両側の股関節が同時に90度以上屈曲すると，腰椎が後弯傾向となるので，座いす部を高く設定する工夫が必要である．頸椎と同様，毎日の神経学的な評価が重要であり，放射線治療や手術治療が施行された場合は，安静度の変更を考慮する．

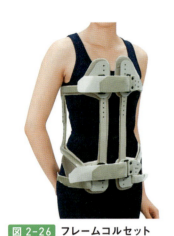
図 2-26 フレームコルセット
(川村義肢株式会社より資料提供)

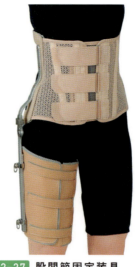
図 2-27 股関節固定装具
(川村義肢株式会社より資料提供)

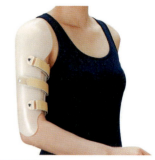
図 2-28 ファンクショナル装具
(川村義肢株式会社より資料提供)

3 下位腰椎・仙骨・腸骨・大腿骨近位骨転移

　この部位の骨転移では，立位，座位のみならず，床上でのわずかな体動でも強い疼痛を誘発されることが多いため，体幹部から大腿部までの股関節固定装具（**図 2-27**）が必要となってくる．股関節が固定されるため，ベッドアップや座位，車いすは困難となり，床上安静を余儀なくされる場合が多い．また，股関節の内旋・外旋の固定力が小さいため，疼痛の制御が不十分な場合は，下腿までの固定の延長が必要である．また，装具が大きく重いため，皮膚トラブルが発生しやすく，器械浴などでの定期的な注意深い観察が必要である．人工股関節置換術を受けた患者では，術後脱臼を予防するために股関節屈曲・内転・内旋位をとらないよう指導することが大切である．

4 上腕骨転移

　上腕骨は，長管骨のため，ひとたび骨折すると骨短縮や屈曲変形，回旋変形をきたし，その固定方法は安易ではない．手術療法となることが多いが，術前の固定方法として，ファンクショナル装具（**図 2-28**）を利用することがある．2枚の筒状のプラスチックの板で上腕を包み込み，周囲から皮膚を圧迫することにより筋肉内の圧力を高め，互いにかかる均一な圧力をもって骨折部を固定することができる．三角巾を追加で使用することもある．

　皮膚に直接接触させるため，水疱などの皮膚トラブルの発生や，上肢のうっ血，橈骨神経麻痺の出現などに注意が必要である．

(神 與市)

第 3 章

骨転移とQOLを高めるケア

1 骨転移における看護

　がん治療の進歩とともに，がん患者の生存期間は目覚ましく延長している．しかし，このことはがんと向き合い生きる人々の増加や，苦痛をもたらす骨転移などの病態と向き合い生きる人々の増加を意味している．骨転移はすぐに命に直結する病態には至らず，骨転移が画像診断などで指摘されても骨の変形や骨折がなければ，従来通りの生活は可能である．

　骨転移の診断後，年単位で生活が続くことは珍しいことではなくなった．この先どのように病状が進行するかわからない不確かさや痛み，骨折への不安を抱え過ごしている患者はさらに増え続けるだろう．

　骨転移の診断に基づき生活を制限するか，QOL を維持するために多少のリスクは覚悟し見守るか，あるいは早期の変化をキャッチするために検査を密に行うかなど，治療と生活のマネジメントやケア提供のあり方について，エビデンスだけでは判断できない悩ましい新たな課題に直面している．

1 骨転移と QOL

　骨転移を抱える患者のケアを考えるとき，その患者の生活や生きる価値観を含む QOL について話し合うことが重要となる．QOL は，旅行に行ったり，おいしい食事を食べたり，家族と楽しい時間を過ごす，やりたいことをやりとげるなどのイベントと結びつけ考えられがちである．しかし，骨転移を抱える患者の QOL を考えるとき，個別の生活スタイルや仕事における最低限必要な ADL の範囲と，骨転移による痛みの悪化や骨折を予防するために制限する ADL の範囲を天秤にかけながら QOL を模索することが求められる．

　がん患者の生存が長くなった昨今，ただ骨転移の病巣があるだけで活動制限を強く課す医師の指示はなくなっていることを願うが，それだけに，情報提示による患者自身の選択や自己責任の幅が大きくなり，患者とともに考えることがより重要となった．日常の移動手段は車なのか，電車なのか，人混みを移動し人と接触しやすく転倒のリスクが高いのか．家庭菜園を楽しんでいる人であれば，ベランダでの作業なのか，広い畑をもっているのか，その作業を手伝ってくれる家族や友人がいるのか，などを詳細に聞く必要がある．季節も影響要因として考慮しなければならないだろう．また，定期的に運動を楽しんでいる人であれば，水泳や散歩など比較的負荷の小さな運動なのか，格闘技や球技のように打撲が想定されるような負荷の大きい運動であるのかにより，想定されるリスクは全く異なってくる．さらに，骨転移の原因である原発巣の治療と骨転移の治療，痛みなどの症状

緩和の必要性，転移した部位の骨そもそもの生理機能なども含め，QOLへの影響を検討していく．何も説明や話し合いを経ずに，ただ，骨転移の診断を受けた患者の思い込みだけで，日常生活や運動を制限し，楽しみや意欲を奪うことだけは避けなければならない．

詳細な日常生活や活動範囲の聞き取りにより，患者はどのような日々の活動を必要としていて，どのような範囲であれば制限されても生活や行動範囲を大きく変更しなくてよいのか，患者の価値観も含めくわしく聴くことと，医療者が何を目的に患者の生活や仕事のスタイルを問うのかを説明し，話し合いを進めることが重要となる．例えば，骨折には至っていない大腿骨に転移巣が発見された患者から「介護の仕事をしていますが，続けて大丈夫ですよね」と問われたときに，『介護の仕事』といっても，入浴や移動のような直接介助を必要とする仕事なのか，事務作業なのかにより異なった助言が必要となる．また，痛みがない場合の活動の制限は難しく，活動制限による骨折予防を提案しても，それは完全な予防ではなくリスクを下げる程度であり，このリスクとの向き合い方を患者と話し合うことは簡単ではない．患者や家族は，明確な回答や安心を求めるが，それができないことが，骨転移にかかわるマネジメントの難しさである．リスクに向き合い，そのなかで自身の生活を積極的に営めるよう支えることが目的となる．

QOLにかかわる患者の生活はさまざまであり，入院中の看護を担当する経験だけでは想像もつかない個々の生活スタイルがある．看護活動の場面は拡大し，在宅や居宅でのケアに携わる看護師も増えてきている．日ごろから自分と異なった場で活動する看護師と経験を交換することは，患者の詳細な日常生活や活動範囲の理解を一歩深めるヒントを得るチャンスである．

2 骨転移のある患者への看護の役割

がん医療の進歩とともに，治療や治療経過の多様化，そして対象者のニーズの多様化を背景に看護の役割はより重要になってきている．多様性に応え，個々の志向や意思に基づく治療の選択が行われることは，より個人を尊重できる時代に向かっていることを実感させる．しかし，だからこそ看護の役割はより複雑になり，より専門性が求められる厳しさにも直面する．かつて，V. Henderson（1961）も『基本的看護の構成要素』（表3-1）をあげ，1～9については安全や生理的欲求への看護の役割が並ぶが，10以降はさらに患者のQOLにかかわる内容を看護の役割として述べている[1]．この10以降の看護の役割を担うためには，病気のことばかりでなく，それぞれの人のもつ価値観を理解し看護がかかわる必要性を改めて考えていかなければならない．また，1～9の要素についてもQOLを意識してケアできることが，求められる看護なのではないだろうか．

QOLの向上や維持は，看護の究極の目的である．日々の看護業務に追われるなかで，QOLを考えていることは実感されにくいかもしれないが，辛く制限のある状況のなかでも，その人の意思で，その人が希望する生活が営まれていることが看護のめざす成果である．

表3-1 基本的看護の構成要素

1. 正常に呼吸をすること
2. 適切に飲食をすること
3. 身体の老廃物を排泄すること
4. 移動する，好ましい肢位を保持すること
5. 睡眠と休息をとること
6. 適切な衣類を選択し，着たり脱いだりすること
7. 衣類の調節と環境の調整により，体温を正常範囲内に保つこと
8. 身体を清潔に保ち，身だしなみを整え，また皮膚を保護すること
9. 環境のさまざまな危険を避け，また他者を傷害しないこと
10. 他者に意思を伝達し，自分の欲求や気持を表現すること
11. 自分の信仰を実践する，あるいは自分の善悪の考え方に従って行動すること
12. 達成感のあるような仕事をすること
13. 遊ぶ，あるいは種々のリクレーション活動に参加すること
14. 正常な成長発達および健康を導くような学習をし，発見をし，あるいは好奇心を満足させ，また利用可能な保健設備などを活用すること

〔ヴァージニア・ヘンダーソン/湯槇ます，小玉香津子（訳）．（1961）．看護の基本となるもの．pp.33-34，日本看護協会出版会．より引用〕

3 多様性が求められる時代とQOL

　QOLは，身体面・精神面・社会面・スピリチュアル面が統合された個々の生活もしくは人生を現している（図3-1）[2]．QOLが高いか低いか，満足しているのか不満足であるのかは，それぞれの人の主観であり，客観的に医療者として把握することには限界がある．しかし，理解しようと関心を寄せ，その人とともに考えることは可能であり，医療者，特に看護師がQOLに関心を寄せることは，個々の価値観を尊重しようとする看護の姿勢が伝わり，その人自身も自身の思いや希望への意識が回復される．このようなかかわりは，とても重要な看護の役割となる．QOLに向かう看護の取り組みは，可視化が困難であり，その成果の評価も看護師個々の経験や価値観に左右され，看護師間での共有も簡単ではない．だからこそ，個々の看護師がとらえているQOLについて，身体面・精神面・社会面・スピリチュアル面から系統的に分析するなどして，ディスカッションを繰り返していくことが重要となる．看護師間でQOLを検討すること以上に，患者や家族とQOLに関する話し合いをすることは容易ではない．看護師が安易に患者のQOLを理解した気になることや，患者は家族と過ごすことや在宅を希望するものといったパターン化した思考は避けなければならない．

　QOLの4つの側面は，それぞれの側面が，その人のなかでどのように関連しているのかをアセスメントしていく．身体面では，骨転移がどこにあるか，その骨転移は病変の診断を受けただけなのか，痛みやしびれなどの症状を伴っているのか，骨折しているのかなど診断や治療の効果も含め現実をとらえる．精神面では，眠れているのか，不安が大きく

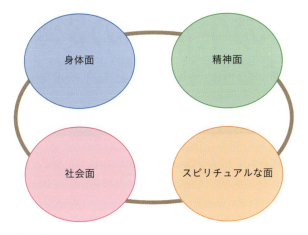

図 3-1 QOLの4つの側面

〔世界保健機関（編）/武田文和（訳）．（1993）．がんの痛みからの解放とパリアティブケアーがん患者の生命へのよき支援のために．pp.10-11，金原出版．をもとに作成〕

なってはいないか，医師からの説明を理解しているか，これからの自身の生活を考えるうえで支障をきたしていないかなどをとらえる．社会面では，介護や養育を必要とする家族がいないか，仕事の継続と経済面への影響があるのか，仕事への価値がどのようにおかれているかなどを考える．スピリチュアルな面では，患者自身の生きる価値や死との対峙などをとらえていく．そして，これらの要素がどのように関連し，予測される今後の変化を踏まえて，患者の生活に視点をおいたQOLを理解して，看護の必要性を検討していく．

　骨転移の診断を受けていても無症状であり，骨折も起こしていない場合，その状況とどのように向き合うか，どこまで生活を制限していくのか．制限することがはたして，今後起こってほしくない骨折などのトラブルの回避につながるのか．エビデンスのない状況の中で，患者とこのような話し合いを進めることは簡単ではないが，患者や家族が後悔しないように，できるだけ身体的な機能の維持ができるように生活のパターンや歩きや座り方，杖などの自助具の使用や，通院の方法などを話し合っていく．

　現在の医療現場で，看護師が十分時間をとってこのようなことを患者と話し合うことは当たり前にはなっていないが，骨転移やがんの病態・治療・症状緩和についての知識，生活を視野にいれた予測性，QOLについて患者や家族と対話する能力を蓄え，骨転移をもつ患者に向き合っていくことが期待される．

引用文献

1) ヴァージニア・ヘンダーソン/湯槇ます，小玉香津子（訳）．（1961）．看護の基本となるもの．pp.33-34，日本看護協会出版会．
2) 世界保健機関（編）/武田文和（訳）．（1993）．がんの痛みからの解放とパリアティブケアーがん患者の生命へのよき支援のために．pp.10-11，金原出版．

（梅田 恵）

2 骨転移の生活への影響とケア
―自覚する症状のない場合

　がん患者の骨転移は，痛みなど症状の出現により診断されることや，定期的な検査により発見されることがある．自覚する症状がない段階で骨転移が明らかになった場合，そのことを告げられる患者のショックや不安は大きいものである．

　近年，骨転移を有する病期においても，年余にわたる余命が期待されるようなケースもあることから[1]，症状がない場合の骨転移であっても，生命予後だけでなく患者のQOLを加味したケアが求められるようになっている．

　以下，看護師として行うべきケアについて，骨転移が診断されていないとき，骨転移が疑われるとき，症状はないが骨転移が診断されたときに分けて述べる．

1 骨転移が診断されていない患者へのケア

　骨転移はがん患者すべてに共通する問題ではあるものの，その発生のしかたは個々のがんによって異なる．骨転移を生じやすい，比較的早期から骨転移が生じやすいがんとしては，乳がん，肺がん，前立腺がん，多発性骨髄腫などがあり，全体の患者数の2～3割にみられるといわれる[2]．これらのがんは，早期から骨転移を生じる可能性が高いが，近年の治療成績の改善に伴い，進行期で骨転移があっても長く生活を送ることができるようになってきた．このため，もし骨転移がみつかった場合どのような治療が行われるかなどの骨転移について知っておくとよい情報や，どのような症状が出たら早めに受診するとよいかなどを伝える必要がある．

　骨転移が診断されていない場合，患者は通常の定期検診で一定期間通院されるが，骨転移のリスクが高いといわれる乳がんでさえも，ASCOガイドライン[3]では「術後の骨シンチグラフィによる骨サーベイは推奨されない」，日本乳癌学会ガイドライン[4]では「十分な根拠はない」とされている．このため，患者本人が骨転移に関する知識を身につけ，何らかの前兆となる症状が現れたときは，適切に受診し必要な検査を受けてもらうことが大切である．

　骨転移は，内臓への転移とは大きく異なり直接生命予後と関連がないこともあるが，進行すると痛み・骨折・麻痺という症状が出現し，結果QOLを大きく低下させる事態を避けられなくなることがある．患者のなかには，「今何も言われていないのにわざわざ自分から転移のことを考えるなんて…」という方もいるかもしれないが，疾患のスクリーニングとして行われた骨シンチグラフィで，痛みのない時点で骨転移がみつかった場合，痛みがある時点で骨転移と診断された場合より，骨転移による合併症が少なく，また，生命予

後も改善されるという報告[5]もあることから，はっきりした症状がなくても何かおかしいと感じたらすぐ医師に相談し，医師の勧める定期的な検査を受けることの意義を説明する必要があるだろう．特に，肩こりや腰痛など，普段の生活でも時折体験するため見落とされがちな症状と重複する場合などに注意し，時間がたっても軽減しない場合は，「こんなことで」と思わず相談することを患者には勧めておきたい．

一方，食道がん，胃がん，大腸がんなど消化器系のがんや，子宮がん，卵巣がんなど婦人科系のがんのように病状が進行してから骨転移が生じることの多いがん[2]は，その病状によって骨転移の初期症状についての情報を提供する必要があるかもしれない．これらのがんは，早期から骨転移が出現する可能性が低いため，病気の経過を考慮しながら必要な時期に必要な情報を示すようにする．

がん治療による骨への影響

また，転移だけでなく，がんに対する治療が骨に影響し，結果骨折などQOL低下に関連することもあるので注意が必要である．特に，骨転移のリスクの高い乳がんや前立腺がんでは，ホルモン療法が主な治療として行われることが多い[6]ため，続発性の骨粗鬆症発症の可能性が高くなる(図3-2)．健全な骨組織，骨強度が保たれた患者では，骨転移を起こしても早期診断がしやすく，放射線治療や手術治療を行っても治療後の機能も高いこと[7]から，骨転移が診断されていなくても，必要な患者に対しては骨粗鬆症予防につながる日常生活に関する注意点を説明する必要がある．

骨粗鬆症に対する日常生活の注意点としては，カルシウムや，カルシウムの吸収を助けるビタミンD，骨が作られるのを助けるビタミンKなどのバランスのよい食事といった食事指導，日光の下でのウォーキングなどといった運動指導，転倒予防，禁煙，禁酒など[8,9]が主な項目だが，必要な情報を提供する一方，がんの治療などで日常生活の変化が大きく

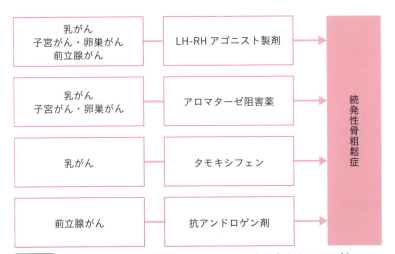

図3-2 続発性骨粗鬆症を引き起こすおそれのある主なホルモン剤

〔骨粗しょう症ホームページ：骨粗しょう症コラム 第26回「続発性骨粗しょう症」って何？
http://www.iihone.jp/colum/column20090620/colum_26.html より引用〕

ストレスフルな状況の場合，必要最低限の情報提供を心がけ，今までの日常生活，特に歩行状況や生活環境などを確認し，生活の変化が負担にならないよう考慮しながら，どの点を特に注意するか患者・家族と話し合うようにするとよい．

2 症状のない骨転移が疑われたときのケア

骨転移は，進行に伴い痛み・骨折・麻痺などの症状が出現するが，転移した腫瘍が骨の中でまだ小さいと症状はあまり現れない．実際，骨転移が確認された乳がん患者のうち，痛みで検査を行ったのが40.5％，腫瘍マーカー上昇が29.3％，無症状の定期検診が30.2％という報告もあり[5]，症状がなくても骨転移がみつかることは十分起きうる出来事である．

■ 骨転移と関連した心のケア

患者は，痛みなどの症状がない場合骨転移の疑いをもつことはまれであり，検査の結果骨転移と診断された場合は強いショックを受けることもある．乳がん再発患者を対象にした研究では，再発告知後，うつ病レベルのストレスを有する患者が全体の7％，適応障害レベルの患者が35％であり，進行がん，なかでもがん再発後の適応障害およびうつ病の有病率の高さが示されている[10]ことや，終末期には心理的な防衛機制としての否認などがみられやすい[11]ことから，再発の告知は心理的な衝撃が大きい可能性があることを念頭においてケアを行う．また，小さい病変で画像診断から骨転移を判定するのが難しいような段階で，当面は骨転移そのものが人体に及ぼす危険性がないと判断される場合，すぐに治療を行わず，経過を見守る方針をとることがある．患者にとっては，転移かもしれないのにすぐに治療などの対応をせずただ時間が過ぎるのを待つことにストレスを感じる可能性が高いため，対応には注意が必要である．

骨転移や骨転移の恐れに関する説明の後は定期的に患者に声をかけ，適応障害やうつ病の診断基準*（**表3-2**，**表3-3**）[12]を念頭に，眠れているか，食事がきちんととれているかなどを確認する．また，心のケアの専門家に相談するべき気持ちのつらさがあるかどうかを判断するための自己診断法として「つらさと支障の寒暖計」（**図3-3**）[13]などを参考に，患者が今どの程度困難を感じているかをアセスメントする．「つらさと支障の寒暖計」の場合，左側の「つらさ」の寒暖計が4点以上，かつ右側の「支障」の寒暖計が3点以上の場合は，適応障害やうつ病に相当するような中程度以上のストレスを抱えた状態であると考え，精神科受診や臨床心理士，リエゾン精神看護専門看護師など専門家のフォローを受けることを提案し，本人に希望があれば面談できるよう調整を行う．

■ セルフケアへの具体的な提案

専門家の介入以外のケアとしては，患者自身で実践できることとして，①今までの経験

---

*：ここでは筆者の使用経験をもとに米国精神医学会の診断基準（DSM-Ⅳ）を示した．

表 3-2 適応障害の診断基準（米国精神医学会）

診断基準	具体的な臨床症状
はっきりと確認できるストレス因子に反応して，そのストレス因子の始まりから3か月以内に情緒面または行動面の症状が出現	がんの診断を受けてから，気分が沈み，些細なことで涙が出てしまい，夜も眠れない状態が持続している
これらの症状や行動は臨床的に著しく，それは以下のどちらかによって裏づけられている． (1) そのストレス因子に曝露されたときに予測されるものをはるかに超えた苦痛 (2) 社会的または職業的機能の著しい障害	最近は床に臥せていることが多く，食事の準備など家事をすることにも支障がある．近所付き合いも避けるようになった
ストレス関連性障害は他の特定の精神障害の基準を満たしていないし，すでに存在している障害の単なる悪化でもない	うつ病などほかの精神医学的な疾患の診断基準は満たさない

（American Psychiatric Association. 髙橋三郎，大野裕，染矢俊幸（訳）．(2003). DSM-IV-TR 精神疾患の分類と診断の手引 新訂版. 医学書院 より引用）

表 3-3 うつ病の診断基準（米国精神医学会）

診断基準	
以下の症状のうち，1.あるいは2.を必須とし，全部で5つ（またはそれ以上）が同じ2週間の間に存在し，病前の機能からの変化を起こしている	
1. 抑うつ気分	気分が沈んで，憂うつだ，落ち込む
2. 興味・喜びの減退	何をしてもつまらない，興味がもてない
3. 食欲低下（増加）/体重減少（増加）	食欲が出ない，何を食べてもおいしくない
4. 不眠（過眠）	夜眠れない
5. 焦燥・制止	いらいらしてじっとしていられない 何かをしようと思っても身体が動かない
6. 易疲労性・気力減退	疲れやすい，だるい，気力が出ない
7. 罪責感・無価値観	まわりに迷惑をかけている， 自分に価値がないと感じる
8. 思考・集中力低下	物事に集中できない，決断できない
9. 希死念慮	死にたい，早く逝ってしまいたい
臨床的に著しい苦痛，または社会的，職業的，または他の重要な領域における機能障害の存在	
物質や一般身体疾患によるものではない	

（American Psychiatric Association. 髙橋三郎，大野裕，染矢俊幸（訳）．(2003). DSM-IV-TR 精神疾患の分類と診断の手引 新訂版. 医学書院 より引用）

の中で役に立った対処の方法を順番に実践してみる，②今ある問題を重要なこと・解決しやすいことから優先順位をつけ，順番に考えるようにする，③自分を責めるような考えを変えてみる，④遠慮せず気が乗らないことはやめてみる，⑤音楽を聴くなどリラックスできる時間をつくる具体的な方法を提案してみるなど[12]を一緒に考えていく．がんや治療に関する知識が不足していたり誤ったりしている場合は必要な情報を追加・修正するが，自分の気持ちなどを気軽に話す相手が身近にいない場合，患者会などを紹介する．また，転移という事実にショックを受けている方も多いため，情報提供を優先させず，医療者の立

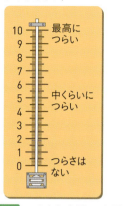
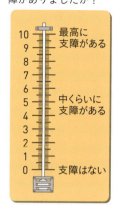

①この1週間の気持ちのつらさを平均して数字に丸をつけてください．

②その気持ちのつらさのためにどの程度，日常生活に支障がありましたか？

図 3-3 つらさと支障の寒暖計
（国立がん研究センター精神腫瘍学グループ．医療従事者向け資料．つらさと支障の寒暖計．
http://pod.ncc.go.jp/documents/DIT_manual.pdf より転載）

場というより一個人として話を聞くよう心がけたい．そして，自分が転移している，転移しているかもしれないという状況では今後や死への不安を完全に解消することは難しいことを前提に，不安な気持ちを無理に打ち消す必要はないことや，その中でも日常生活を普段通り行っていくことが重要であることを伝える．また，現状でも自分にできそうな具体的な目標を考え，少しずつ目標に対する行動を積み重ねていけるような提案を行う．

3 症状のない骨転移を診断されたときの患者へのケア

　近年，治療の進歩に伴い骨転移があっても比較的元気に生活を送ることができるようになってきた．骨転移の進行に伴い出現する可能性が高くなる痛みや骨折，麻痺といった骨関連事象（SRE：skeletal related events）は，命に直接かかわる重篤な症状を引き起こしはしないが，患者のADLだけでなく，患者・家族のQOLを著しく低下させる可能性があるため注意が必要である．

　このため，症状はないものの骨転移があると診断された場合，以下のようなことに留意しながら，まず骨転移部位に関する情報を収集するとともに，骨転移に関する治療実施の有無を確認したうえで，患者や家族に提供する情報の取捨選択・優先順位を決定し，情報提供を行う．

骨転移の特徴に関する情報の収集

　はじめに，病名や検査結果から患者の骨転移が骨を溶かして弱くしてしまう「溶骨型」か，正常の骨を硬くし破壊してしまう「造骨型」か，両者の特徴をもつ「混合型」かの確認を行う．一般に，腎がんの骨転移は溶骨型，前立腺がんは造骨型を示すことが多く，乳がんや肺がんなどは患者によって溶骨型が主体か造骨型が主体に分かれ，その他のがんで

は溶骨型ないしは混合型を示すことが多い[2]といわれる．造骨型では骨折や麻痺も生じにくい一方，溶骨型の骨転移はほかのタイプに比べ骨強度の低下が顕著で，骨折や麻痺を生じるリスクが高いため，特に注意しSREに関する説明を行う．なお，病理学的分類にはMRIやPETで発見されることが多い「骨梁間型」もあるが，一般に診断が難しいといわれている[14]．そのため，臨床での看護ケアではあまり明確に区別してケアは行われていない．

次に，骨転移した部位が「荷重骨」か「非荷重骨」かを確認する．「荷重骨」か「非荷重骨」かによって，生活への影響度は大きく異なる．両下肢の骨・骨盤・脊椎などの人体の体重を支える荷重骨が大きく破壊されると，立つ・歩く・座るなどの基本動作に支障が出てくるが，体重を支えない骨は骨転移があっても人間の活動性に影響することはあまりなく，症状がなければ転移していても特に治療せず様子をみることもある[2]．

「荷重骨」に骨転移がある場合，日常生活での動作や活動範囲，仕事や趣味など生活状況を具体的に確認し，骨転移部位にあまり荷重がかからないような体の動かし方を提案する必要があるため，理学療法士などに相談し助言を得るとよい．また，腕の骨は普通に立っている状態では「非荷重骨」となるが，日常生活の仕方では荷重がかかる場面も多く，注意が必要である．骨転移の部位が荷重や日常生活で骨折する危険が高い場合，具体的な日常生活での動作を確認し，患者の負担が少ない方向であまり骨に負荷をかけないような活動に変えられないか，患者・家族と話し合う．逆に，骨転移を心配しすぎて日常の活動を制限しすぎる場合は，適度な活動や運動について提案することもある．

出現しうる症状と対処の説明

患者・家族へ説明する内容としては，SREを起こすリスクの高い溶骨型の荷重骨の場合，早めにSREに気づけるよう，骨転移部位から出現する可能性が高い痛みの部位を具体的に説明する．特に脊椎への転移の場合，痛みの部分と骨転移の部分が異なる場合もあるため，デルマトーム（皮膚神経分布図, p.76）などを参考に，痛みが出現する可能性がある範囲を具体的に示す．特に，高齢者の場合，足腰の痛みは「年のせい」と考える方も多いため，症状が出現しない時点での痛みをきちんと記録し，これまでと違った痛みが出現していないか比較できるようにするとよい．脊椎転移による脊髄圧迫の治療の着手は神経症状の発症から早ければ早いほどよい．したがって，脊椎に骨転移のある患者が，ある時点から明らかに立ちにくい，足に力が入らなくなってきたという場合には，定期受診日まで待たずできるだけ早く受診することも説明しておく必要がある．

溶骨型以外の骨転移や非荷重骨への骨転移で，今までと違う痛みが生じ時間がたっても軽減しない場合や，特に脊椎に骨転移があり麻痺の可能性がある場合は，今後起こりうるSREの症状を具体的に説明する．ただし，あまり神経質になって日常生活に制限を加えるというより，普段通りの生活を心がけることや，転倒しないように気をつけるといったことを説明するとよい．また，病状が重くなってからの骨転移の悪化は，QOLをさらに低下させることにもつながる．将来的に麻痺の恐れが高い症状が出現しても，患者の病状および心身の状態から，積極的に骨転移の治療を行わないことが考えられる場合は，現時点で苦痛を伴う症状がない場合でも，現状の説明だけでなく緩和ケアが充実するような多面的なアプローチを早期から検討する必要がある．

骨転移の予防的治療についての説明

　近年，骨転移の標準的治療とされる放射線治療や外科的治療の目標が明らかに変化し，単なる痛みの軽減だけでなく，PS（パフォーマンス・ステータス）やQOL維持を目的とした治療が求められる場合も増えてきた．また，骨代謝関連薬の臨床開発も盛んで，より高いQOLを目指して骨転移発症前から治療を開始することが模索されている[7]ことから，症状がなくても骨転移に対し，放射線や薬剤による治療が開始されることが今後増加すると思われる．また，本人が自覚する症状がなくても，骨転移による高カルシウム血症予防のために治療を行う場合もある．

　症状がない骨転移に対する骨折予防目的の放射線治療は，単独治療による効果についての統一的な見解は得られていないものの，整形外科的固定術後の放射線治療は一般的に有用であると考えられている[15]ため，実施されることがある．骨転移のある部位が荷重骨で特に症状がない場合，治療をしたことによる安心感で無意識に荷重をかけてしまうことがないよう注意すること，また，放射線治療によって骨が安定するには2〜6か月以上かかること[16]，そのため治療終了後もしばらくの間は病巣部位への負荷をかけない活動の工夫を継続する必要があることを，患者や家族に説明しておく．その他，放射線治療のポイントは第2章 4 (p.59)に詳しい．

　また最近は，一部のがんではビスホスホネート製剤（ゾレドロン酸，ゾメタ®）やヒト型抗RANKLモノクローナル抗体（デノスマブ，ランマーク®）などの薬剤をSRE発生前から使用することでSRE発生を遅らせることができるというデータが出ており，積極的に使用するケースもある[2]．ゾメタ®の比較的頻度が高い副作用としては，一過性の発熱や低カルシウム血症，頭痛，倦怠感，まれながら重篤なものとしては顎骨壊死が，ランマーク®の主要な副作用として，低カルシウム血症，疲労，悪心，関節痛，顎骨壊死，無力症，下痢がある[17]．なかでも，顎骨壊死の予防法や治療法は確立していない．顎骨壊死の危険因子といわれている，化学療法実施の有無，コルチコステロイドの使用経験，口腔内の衛生不良や歯周病の有無，抜歯やインプラント埋入などの歯科治療の状態[2,17]を治療前にチェックし，特に口腔内の状態で問題がある場合は治療前に歯科にかかるよう勧める．また，治療中に歯科の問題が出現した場合は，主治医や歯科医に顎骨に問題が出現する可能性がある薬剤を使用していることを治療前に伝えたうえで治療計画を立ててもらうことを強調する．また，低カルシウム血症が出現する可能性があるため，定期的にカルシウム値を確認し，カルシウムとビタミンDが処方されている場合，きちんと服用できているかを必要時確認する．骨転移の治療目的での薬物療法については，第2章 2 薬物療法(p.38)を参照されたい．

　症状のない骨転移を診断された患者や家族には，転移したというストレスや，今後どういう経過をとるだろうという不安が常につきまとう．患者の気持ちに寄り添いながら，今後病状が悪化しADLに支障がきたす可能性を考え，トイレとベッドの距離といった家の間取りや，買い物というような活動範囲，家族や知人との関係を把握し，もしSREが出現したら今の生活にどの程度の支障が生じるのか，サポートはどの程度あるのかを把握

し，万が一に備えることも看護師の大切な役割である．また，治療成績の向上により骨転移と診断された後の期間が長くなっているため，患者本人だけでなくそれを支える家族やサポート体制には無理がないか早めに確認し，1人に負担が重くかからないよう社会資源の活用も視野に入れ調整することも必要である．骨転移と診断されても，患者や家族が，自分らしい生活を送れるよう工夫することが大切である．

文献

引用文献

1) 佐藤威文，小林国彦，堀泰祐，飯田真介，佐藤温，石黒洋，Chow E，下妻晃二郎．(2010)．骨転移がん患者に対するEORTC QOL調査モジュール—EORTC QLQ-BM22日本語版の開発．癌と化学療法, 37(8), 1507-1512.
2) 橋本伸之．(2013)．知っておきたい骨転移—すべてのがん患者が知っておくべきこと．http://medical.nikkeibp.co.jp/leaf/all/cancernavi/series/bone_meta/201308/531960.html（検索日2015年1月13日）
3) Khatcheressian JL, Wolff AC, Smith TJ, Grunfeld E, Muss HB, Vogel VG, Halberg F, Somerfield MR, Davidson NE; American Society of Clinical Oncology. (2006). American society of clinical oncology 2006 update of the breast cancer follow-up and management guidelines in the adjuvant setting. J Clin Oncol, 24(31), 5091-5097.
4) 日本乳癌学会（編）．(2008)．科学的根拠に基づく乳癌診療ガイドライン4．検診・診断2008年度版．金原出版．
5) 小泉満．(2009)．乳癌の転移診断—骨転移．乳癌の臨床, 24(5), 587-593.
6) 馬渡太郎．(2011)．骨粗鬆症の病態と日常生活．整形外科看護, 16(4), 410-415.
7) 中馬広一．(2009)．Musculoskeletal Tumor 骨軟部腫瘍 III．がん骨転移，脊髄麻痺に関するエビデンスと新しい知見．癌と化学療法, 36(3), 389-393.
8) 辻秀一．(1999)．骨粗鬆症の運動療法・栄養指導．臨床栄養, 94(2), 159-167.
9) 阿部好文．(2004)．生活習慣の指導．診断と治療, 92(6), 1023-1025.
10) Okamura H, Watanabe T, Narabayashi M, Katsumata N, Ando M, Adachi I, Akechi T, Uchitomi Y. (2000). Psychological distress following first recurrence of disease in patients with breast cancer: prevalence and risk factors. Breast Cancer Res Treat, 61(2), 131-137.
11) 明智龍男．(2012)．がん終末期の精神症状のケア．コンセンサス癌治療, 10(4), 206-209. http://www.cancertherapy.jp/care_manual/2012_03/10.html（検索日2015年1月13日）
12) American Psychiatric Association. 髙橋三郎，大野裕，染谷俊幸（訳）．(2003)．DSM-IV TR精神疾患の分類と診断の手引き新訂版．医学書院．
13) 独立行政法人国立がん研究センター精神腫瘍学グループ．医療従事者向け資料，心理尺度など．http://pod.ncc.go.jp/documents/DIT_manual.pdf（検索日2015年1月19日）
14) 小泉満．(2001)．骨シンチグラフィの読影のポイント—骨転移を中心に．核医学画像診断, 16(1), 27-33.
15) 福留潤．(2005)．放射線治療6 骨転移．治療学, 39(12), 1299-1302.
16) 森貴子．(2013)．見る見るわかる・照射部位別に特徴がわかる がん放射線療法の看護—骨転移と放射線治療・看護．プロフェッショナルがんナーシング, 3(2), 171-173.
17) 恒藤暁．(2013)．系統緩和医療学講座 身体症状のマネジメント．pp.39-40, 最新医学社．

参考文献

1) 野中希．がんナビ—骨転移による麻痺，骨折をいかに防ぐか：四国がんセンター整形外科 杉原進介氏と中田英二氏に聞く．https://medical.nikkeibp.co.jp/leaf/all/cancernavi/report/201302/529167.html（検索日2015年1月13日）

（熊谷 靖代）

3 骨転移の生活への影響とケア
―非荷重骨の骨折を伴う場合

1 荷重骨と非荷重骨とは

骨転移の部位が「荷重骨」か「非荷重骨」かによって，生活への支障は大きく異なる．「荷重骨」は，両下肢の骨・骨盤・脊椎などで，体重を支える役割がある．荷重骨を負傷すると，立位・歩行・座位の姿勢保持や体位変換に影響を与える．一方，「非荷重骨」は，鎖骨，肋骨，肩甲骨などで(**図3-4**)[1]，体重を支えない役割の骨であり，骨転移が生じても人間の基本動作にはほとんど支障をきたさない．

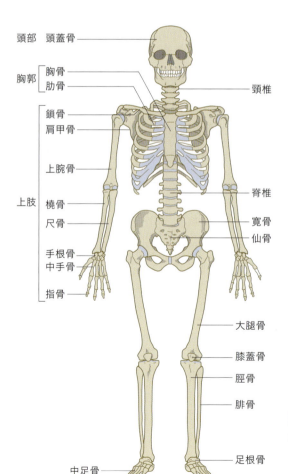

[主な非荷重骨の部位]
- 頭部：頭蓋骨/顔面骨/眼窩骨/頬骨/下顎骨
- 胸郭：肋骨/胸骨
- 上肢
  - 肩：鎖骨/上腕骨/肩甲骨
  - 橈骨/尺骨
  - 舟状骨/第2〜5中手骨/基節骨

図3-4 主な骨の部位と非荷重骨

長管骨：長管骨の表面は硬い部分(緻密骨)，深部はスポンジのような構造部分(海綿骨)から構成されている．内部にある髄腔という空洞内の骨髄で造血が行われている．骨の表面は骨膜，内面は骨内膜で覆われている(例：橈骨・尺骨).

2 非荷重骨への転移と病的骨折リスク

　骨転移の発生頻度は脊椎39.3％，骨盤16.7％，大腿骨18.0％であり，体幹部や体重を支える部位に発生する[2]．これらは血流が豊富な部位にあたり，転移発生部位全体の3/4の割合を占める．肘や膝より遠位の骨転移発生率は数％という報告があり[3]，非荷重骨への骨転移の割合は少ない．

　さらに，非荷重骨に病的骨折がどの位で起こるのかをMirelsスコア（**表3-4**）[1]で確認してみると，原発部位や骨転移の大きさによってスコアは異なるものの，多くの非荷重骨が存在する上肢に関しては，非荷重骨もしくは上肢に骨転移が限定されていればスコアは低く，病的骨折のリスクはきわめて少ない．

　とはいえ，骨転移がなくても，加齢に伴う骨粗鬆症や筋力低下，日常生活の中での転倒・転落によって骨折しやすい．

表3-4 Mirelsによる長管骨転移の病的骨折のリスク
(Scoring system of impending fractures by Mirels Score)

	点数		
	1	2	3
場所	上肢	転子部近傍以外の下肢	転子部近傍
疼痛	軽度	中等度	重度
タイプ	造骨型	混合型	溶骨型
大きさ	＜1/3	1/3〜2/3	＞2/3

長管骨転移について，場所・疼痛・タイプ・大きさからスコアリングし，病的骨折のリスクをアセスメントするツールである．最高得点は12点で，合計点が8点以上の場合は，病的骨折のリスクが高まると評価される．
〔Mirels H. (1989). Metastatic disease in long bones：A propose scoring system for diagnosing impending pathologic fractures. Clin orhtop relat Res, 249, 256-264 を訳出〕

Column

非荷重骨の骨転移のピットフォール

　上腕骨は，日ごろの動作の中で立位や座位のときには非荷重骨であるが，「起き上がり」や「立ち上がり」など上体を支える動作では荷重骨になる．荷重骨としての役割を果たす際，疼痛が生じることが多く動作に支障をきたしやすい．

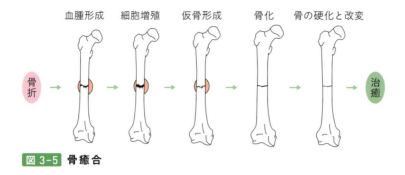

図 3-5　骨癒合

3 非荷重骨の骨折

骨折の回復過程

　骨折初期は，骨の中の血管が破壊され内出血して血腫を形成する．この内出血は，止血作用や骨折した骨のすき間を埋める役割がある．骨折部位は約2週間で肉芽組織に変化し，仮骨が形成される．

　仮骨は，新しい血管や線維組織，軟骨などから形成される海綿骨様の構造で，骨としての強度は弱い．その後，骨の新生と吸収が繰り返され，本来の骨組織が形成される．重度な骨折や関節の骨折以外では，骨のもっている自然の治癒力を利用することが最善の治療である．骨癒合（図3-5）がよい形になるように，保存療法や観血的治療（手術）が選択される．

骨転移患者の骨折治療

　骨転移患者の骨折治療は，QOLによって治療方法が大きく異なっていく．骨転移の部位が限局され，がんによる予後が良好である場合や，保存的治療によって苦痛が強い場合，早期に機能改善を目指したい場合は手術の対象となる．一方，残された時間，がん疾患の進行，多発性骨転移による影響を考慮して，保存的治療を含む全人的苦痛を考慮したアプローチを優先する場合もある．すなわち，骨折部分だけの治療に焦点を当てるのではなく，がんをわずらう人としての全人的苦痛の緩和を優先するものである．牽引療法は，多発性骨転移による新たな骨折のリスクや，心身への負担も大きく，あまり選択されない．

　骨折時に抗がん治療が予定されている場合やすでに抗がん治療を行っていた場合，患者は，骨折によってがん治療のスケジュールへの見通しがつかなくなり，落胆も大きい．がん治療に対する焦りや落胆，さまざまな思いや葛藤を抱きやすく，骨折だけでなくがんの進行への不安への対応もていねいに行っていく必要がある．

保存治療

　骨折部位や骨折転位（骨の位置のずれ）の程度によっては，保存治療が選択される．保存治療にはギプスが用いられることが多い（図3-6）．

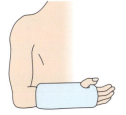
前腕以下ギプス（BE ギプス）

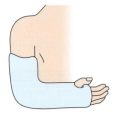
上腕以下ギプス（AE ギプス）

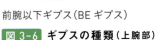
図 3-6 ギプスの種類（上腕部）

　ギプス固定により骨折部位の固定は安定するが，日常生活は制限される．そのため，心理的にもストレスが高くなったり，ギプスの使用による循環障害，神経障害，筋萎縮，関節拘縮，皮膚の密封状態に伴う瘙痒感・汚染・乾燥などの合併症のリスクも高まる．また，心理面の不安定さから骨折前より抱えていたがん性疼痛の悪化がみられることもある．その他の社会的・精神的・スピリチュアルな苦痛が複雑化することも考えられる．
　ギプスによる合併症の観察とともに，がん性疼痛の緩和，リラクゼーションや気分転換などの心理面の支援にも努める．

手術治療

　手術は骨折部位を固定するために行われるが，病的骨折では骨癒合が期待できないこともあり，固定方法は病巣に応じて吟味される．術後の創の治癒状態や安静度，その後のリハビリなど，術後の回復過程に応じたケアが必要である．さらに術後，ベッド上安静や臥床の時間が長くなると，廃用が進む．食事量の減少や，臥位での食事に伴い誤嚥を併発するリスクが高まるため，注意が必要である．また，環境の変化に対応できず，精神的ストレス反応が増強しやすい．高齢者の場合は，安静や骨折に伴う身体的影響によってせん妄を誘発することもある．
　術後の回復の支援だけではなく，がん性疼痛やがんに伴う食欲低下，がんに関連した症状の確認，社会的苦痛，精神的苦痛もアセスメントし，術後の回復の支援を行うことが重要である．

上肢骨折

　上肢の非荷重骨折は，上肢を伸ばしてついたり，肩を下にして転倒したり，また直接鎖骨に外力が働くことで生じる．診断は X 線により容易である．治療は，保存治療と手術治療の 2 つがあるが，保存治療を選択することの多い骨折である．転位がある場合は，主に手術が検討される．
　特に，長管骨の中でも上腕骨近位部骨折，上腕骨外側顆骨折，顆上骨折，橈骨遠位端骨折の場合は，手術治療を選択することが多い．

肋骨骨折

　肋骨に転移がある場合，肺がん，肺転移，肺炎により，咳嗽やくしゃみが続くことで，

肋骨に骨折がみられることがある．

　肋骨骨折の場合，手術を行わず保存的治療となることが多いが，コデインやモルヒネ製剤の利用による咳嗽の緩和や体力保持の支援，がん性疼痛や骨折の痛みへの苦痛緩和を中心にケアを計画していく．

手指末節骨骨折

　指骨転移は，肺がん，乳がん，腎がんにみられることがあるが，QOLの観点より保存的治療が選択されることが多い．特に，指は知覚が鋭く，生活全般で使うため，痛みや日常生活の制限による苦痛が伴う．痛みの緩和と同時に生活のしやすさについての支援が必要である．

■症例：骨転移の患者の骨折と看護のポイント

症例 1

　肺がんで手指の骨転移の所見のあった患者が，ペットボトルのキャップを開けた際に骨折した．
［患者へのケアのポイント］日常生活の中で，手指の骨は，動かさなければ荷重骨とならないが，支えたり，力を加えようとすると荷重骨になる．些細な動作でも骨折になりうるため，患者さんとどのような動作のときに注意が必要かを話し合うことがポイントである．本症例では，機能的には動かせそうだが重みのかかる動作のときは，他者に委ねるよう指導した．

症例 2

　乳がんで，肝・骨に転移が見られた70歳女性．主婦業が生きがい．外来化学療法を受けている．バランスを崩してふらつき，転倒した．その際に，手で支え，左上腕骨を骨折した（上腕骨外側顆骨折）．

　骨折後，心理面の不安，痛みがあることから，ベッド上安静になった．食事が進まない，気分も乗らない，明けても暮れても同じ天井を見つめ「何でこんなことになったのだろう」「家族やスタッフに申し訳ない」「私はこのまま死んでいくことになるわ」と話していた．整復後も，腕が使えないため活動が制限され生活に不自由を感じていた．

［患者へのケアのポイント］骨転移の治療や骨折しないための指導は，本書でも多くの頁に触れられている（第2章，ほか）．非荷重骨の転移の場合，椎体とは異なり，麻痺による知覚鈍麻や運動障害が生じることは少ない．しかし，思わぬ転落や転倒やその他の事故により受傷し，骨折することがある．その場合には，生活が180度変化する恐れがある．

［補足］診断名：左上腕骨外側顆骨折．転倒・転落で肘が過伸展となり，前後径が最も薄い顆上部で骨折が生じる．この部位は，骨折治癒の過程で著明な変形をすることがある．骨片での神経や血管の損傷も起こしやすい骨折である．固定性が悪く，変形治癒，内反・内旋変形，可動域制限を起こしてしまうことが多く，整容上の問題やADL上問題となることがある．

4 非荷重骨の骨折の看護ケア

骨折部位のアセスメント

　第一に，バイタルサインの確認，および骨折部の周囲の腫脹・変形・熱感・疼痛を確認する．続いて，患肢を触診し脈拍を確認する．例えば，上肢なら，橈骨動脈を触知し，骨折による問題がないかどうかを確認する．骨折片で太い動脈を損傷すると，患肢に皮膚冷感，チアノーゼ，阻血性疼痛，腫脹，脈拍の消失がみられるためである．最後に，変形・欠損・短絡・突出・膨隆・腫脹などの外見上の変化や，可動域についてアセスメントを行う．合わせて，運動障害の有無を確認していく．

痛みのマネジメント

　患部・患肢の障害の有無と程度，日常生活への影響のアセスメントと同時に，痛みの程度，活動や日常生活の支障など，QOLやADLへの影響を把握する．

　患部・患肢の運動障害，知覚鈍麻，しびれ，皮膚の色，脱力の有無，痛みがある場合にはその部位，程度，性質，経過を確認する．

　骨折前のがん性疼痛と使用していた薬剤を確認し，がんによる痛みと骨折の影響の双方を考慮する．日常生活の中で，いつ，どこが，どのように痛むのか（例えば，食事後，腰や骨折部がどんどん痛くなる，など）をアセスメントする．

　また，移動による痛みの増強が考えられるため，移動は少なくするよう配慮する．

　骨折の疼痛緩和のマッサージや温罨法は，炎症の拡大や出血量を増大させるため禁忌である．

心理面のケア

　骨折後，緊急で検査や処置を要し，場合によっては入院することがある．急激な状況の変化で不安が強く，痛みの恐怖も生じやすいため支持的・共感的態度で接する．説明は，ていねいにゆっくり，患者の手や肩に触れ目線を合わせながら，ボディタッチをすることで安心感を配慮する．

安静とセルフケア不足への支援

　体位変換や移動によって痛みが増強しやすく，患者が恐怖感を抱きやすいため，人手を確保して移動の支援をする．ベッド上安静となる場合は，移動が最小限になるように配慮したベッドの準備（エアマット，タオルなど）を行う．急激な体動は痛みを増強させるだけでなく，周辺血管・組織の損傷の恐れもあるため，移動は慎重に，ゆっくりていねいに支援する．骨折後は，不慣れな安静や，場合によっては緊急入院となるなど，さまざまな変化により熟睡ができないこともあるため，睡眠状況も考慮していく．

　また，患部の安静を保持するために臥床や固定が行われ，セルフケア能力の低下が患者の苦痛となる．対応として，日常生活で使用するもの（吸飲み，ストロー付きペットボトル，

ティッシュペーパー，タオル，メガネ，薬，テレビ・ラジオ，鏡など)を，患者の手の届く範囲に準備しておく．

骨折後の患者は，体動による痛みの増強への恐怖心や，排泄介助への抵抗感から，
- 動くと痛いから体の姿勢を変えるのがおっくう
- 痛いぐらいなら食べないほうが気が楽
- 床上で排泄するくらいなら，食べたくない，飲みたくない
- 排泄を手伝ってもらうのは恥ずかしくて嫌だ

などの気持ちを抱きやすい．

移動時や介助時の苦痛がある場合は，一時的に膀胱留置カテーテルの検討をしてもよいかもしれない．

骨折後の患者の心理状態

患者は，がんという病いでストレスを抱えているうえに骨折というイベントが加わり，がんという病いによる将来への不安以外にも，骨折による身体面・生活面への影響にどのように対処したらいいのか不安が強まる．さらに，骨折という事実を受け止め，これから対応しなければならないことに動揺する．不安の内容は身体面・生活面だけではなく，これまでの役割や入院による入院費，入院していた場合には入院の継続など，経済面への苦痛も強い．

フィンクは，危機的状況と対応のプロセスを，ショック(ストレス)，防御的退行，承認(ストレスの再現)，適応(適応と変化)の4段階で表している(**表3-5**)[4]．

ケアの際に配慮する点

心理面

骨折による新たなストレス出現による落胆，抑うつ気分，抗がん治療をしていた場合には，一時的な休薬があり，がんの進行による不安が増強する．そのため，患者との対話の時間を十分に確保し，患者の心境や意向，苦悩が表出できるよう配慮していく．

ADL

骨折後は安静を伴うため臥床を強いられたり，痛みのため臥床しがちになる．安静によって，例えば喉が乾いても自分で飲水できないなど，自由が制限される状況となることがあるため，身の回りの介助について提案していく．

社会面

入院が必要な場合がある，入院の継続，入院費の負担，身の回りの世話を依頼しなければならない，といったことが挙げられる．キーパーソンと連携し，本人の役割が滞りなく遂行できるよう調整する．

表 3-5 フィンクによる危機段階の精神的特徴

段階＼側面	自己体験	現実認知	感情体験	認知構造	身体的障害
ショック（ストレス）	現に存在する（精神）構造への脅威	圧倒的なものとしての認知	パニック 不安 無力感	認知構造の崩壊 計画と思考能力，状況理解の低下	十分なケアを必要とする急性の身体的障害
防御的退行	それまでの構造を維持する試み	現実逃避 希望的な思い 否認 抑圧	無関心あるいは多幸感（挑戦を予期したり，怒りを感じたりするとき） 軽度の不安感	防御的な再構築 変化に対する抵抗	急性期からの身体的回復 身体機能の最大限可能なレベルへの回復
承認（ストレスの再現）	現に存在する構造をあきらめる自己卑下	現実への直面 自己に強いられる 事実の認知	無感情と同様の抑うつ状態 苦しみ，悲哀 強い不安 圧倒されると自殺を企てる	防御的な崩壊 ①認知構造の崩壊 ②変化した現実認知に関する再構築	身体的平衡状態 大きな変化のない緩やかな状況
適応（適応と変化）	新しい構造（新たな価値観）の構築	新しい現実への試練	次第に満足な体験が多くなる 不安は軽減する	現存する資源と能力に関する再構築	身体的障害に変化がみられない

(Fink SL(1967). Crisis and motivation：a theoretical model. Arch Phys Med Rehavil, 48(11), 592-597.)

身体的苦痛

受傷部の痛み，腫脹，熱感，知覚の変化，運動障害，可動域の制限などが挙げられる．

○オピオイドを含む鎮痛薬の使用

骨折前よりオピオイドを内服していた場合など，骨折の痛みはがん性疼痛と異なるものとして理解され，オピオイドの使用を控える場合があるが，包括的に見て痛いようならば，使用も考える．オピオイド使用のポイントについては，第2章 2 薬物療法(p.51)も参考にされたい．

後遺症

○コンパートメント症候群とフォルクマン拘縮

肘や前腕の外傷，特に上腕骨外側顆骨折は，肘と前腕に高度の腫脹が生じる．この腫脹を放置することによって，コンパートメント症候群とよばれる循環障害を併発する危険性がある．この状態を放置すると，前腕以下の筋肉壊死と神経障害がおこり，フォルクマン(Volkmann)拘縮とよばれる手の拘縮となり，屈筋群の拘縮と神経麻痺のためほとんど運動できない手になる危険性がある．初期の循環障害を予防し，発生したら早期(数時間以内)に対処することがポイントである．

引用文献

1) Mirels H. (1989). Metastatic disease in long bones : A propose scoring system for diagnosing impending pathologic fractures. Clin Orhtop Relat Res, 249, 256-264.
2) 川井章, 中間広一, 伊藤康正, 山口洋, 森本裕樹, 別府保男. (2004). がん骨転移の疫学. 骨・関節・靱帯, 17, 363-367.
3) 厚生労働省がん研究助成金 がんの骨転移に対する予後予測方法の確立と集学的治療法の開発班. (2004). 骨転移治療ハンドブック. p.107, 金原出版.
4) Fink SL. (1967). Crisis and motivation : a theoretical model. Arch Phys Med Rehavil, 48 (11), 592-597.

参考文献

1) Aebi M. (2003). Spinal metastasis in the elderly. Eur Spine J, Suppl 2, S202-213.
2) Candelaria-Quintana D, Dayao ZR, Royce ME. (2012). The role of antiresorptive therapies in improving patient care in early and metastatic breast cancer. Breast Cancer Res Treat, 132 (2), 355-363.
3) Monczewski L. (2013). Managing bone metastasis in the patient with advanced cancer. Orthop Nurs, 32(4), 209-214.
4) Rustøen T, Valeberg BT, Kolstad E, Wist E, Paul S, Miaskowski C. (2014). A randomized clinical trial of the efficacy of a self-care intervention to improve cancer pain management. Cancer Nurs, 37(1), 34-43.

（林 ゑり子）

4 骨転移の生活への影響とケア
―荷重骨の骨折を伴う場合

1 荷重骨の骨折が及ぼす影響

　荷重骨とは，人体の体重を支えるための脊椎，骨盤，大腿骨をはじめとする下肢の骨を指す．上腕骨は立位では体重を支える骨ではないが，起き上がりや立ち上がり時に体を支えることから荷重骨であるともいえる．これらの荷重骨とよばれる部位が骨折をきたした場合，立つ・歩く・座るなどの基本動作に支障をきたし，日常生活において著しくQOLが低下する．また脊椎の中には，脳と手足，内臓を結ぶ神経である脊髄が通っており，脊椎の骨破壊は，神経根と脊髄の圧迫を生じ，脊髄損傷による麻痺や痛みが発生する．

骨転移による骨折

　骨転移の好発部位は，脊椎，骨盤，肋骨などの体幹の骨と大腿骨や上腕骨など体幹に近い長管骨[1]である．

　骨転移における骨折は，日常の些細な行動や加わった力により発生するため，病的骨折と称されるが，実際に骨折していなくても荷重や負荷により折れる可能性が高い状態にあることが多く，このような病態を切迫骨折という．骨転移は多発して起こることが多く[2]（図3-7），どの病変が最も骨折の危険が高いのか，骨折した部位の荷重を避けるためにほかの骨転移部へ過度な荷重がかかっていないか，画像診断結果や理学的所見を考慮し全身の支持性を総合的に判断する必要がある．

　症状としては，体動時の痛みや骨折による支持性の低下，麻痺などが出現する．激しい疼痛や骨折，麻痺の出現などの症状により骨転移が明らかになった場合，多くの患者は，転移によるがんの進行に不安を感じ，痛みや日常生活に支障をきたす身体状況に苦痛を感じる．また，原発不明の状況で骨転移による症状が先に出現する場合もあり，患者にとっては，骨転移であることと同時にがんの既往があることを受け止めなければならないこともある．看護師は，骨折による身体症状と骨折による日常生活への影響，骨転移が患者へ与える心理的影響を考慮し，患者のQOLを支えるケアを行うことが重要である．

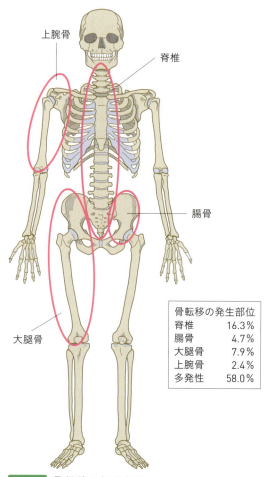

図 3-7 骨転移の好発部位
〔日本整形外科学会骨軟部腫瘍委員会.（2007）. 全国骨腫瘍登録一覧表. 国立がんセンター. 76-79.〕

2 脊椎への転移と圧迫骨折

脊椎への骨転移の病態と，部位による症状の違い

　頭蓋骨と骨盤をつなぐ脊椎（図3-8）には，体を支える役割と脊椎の中を通っている脊髄を守る役割がある．脊椎の脊柱管の中を脊髄が通り，そこから出た神経線維の束は神経根とよばれ，末梢神経となり筋肉やほかの器官につながり，脊髄と大脳の間で神経の刺激を伝達している．脊椎への転移により脆弱性や不安定性のために体動時に疼痛が出現し，病変が脊柱管の中に進展して脊髄を圧迫することになれば，圧迫を受けた脊髄レベルに対応する運動機能に障害が生じ，麻痺をきたす場合がある．

　頸椎に転移が生じた場合，特に前後屈の運動制限が生じやすく，頸髄レベルでは肩や上腕の痛みや痺れといった知覚障害や運動障害を起こしやすい．頸椎骨折により頸髄が損傷した場合は四肢麻痺など重篤な症状となりやすい．

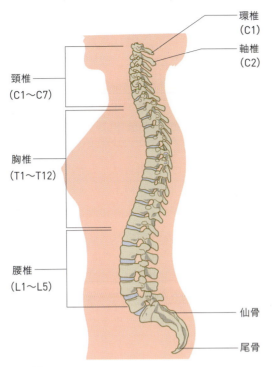

図 3-8 脊椎

　胸椎転移の場合は，可動性は少ないが圧迫骨折をきたした場合，肋間神経に沿って側胸部や側腹部の疼痛[3]や締め付け感，呼吸運動が抑制され息苦しさが生じることがある．また神経症状が進行した場合，体幹から下肢にかけての麻痺など高度な障害が発生しやすい．

　胸椎下方から腰椎は可動性が多く，これらの部位への転移により下肢の運動障害や麻痺，知覚鈍麻，膀胱直腸障害といった症状が出現してくる．

　圧迫骨折による症状は，障害を受ける脊椎の部位によって運動機能と知覚機能に障害をきたす．骨転移の患者をアセスメントする際には，画像診断の情報やデルマトーム（p.76）に沿った運動障害や知覚障害などの情報と疼痛に関する情報が重要となる．

日常生活への影響とケア

痛みのマネジメント

　骨転移部位によって起こる症状が異なるが，部位にかかわらず痛みのマネジメントは重要である．痛みのマネジメントが不十分だと，患者の苦痛により日常生活に影響を与えるだけでなく，放射線治療を行う際にも支障をきたす．また，痛みや麻痺の出現は急速に悪化する場合も多く，身体的な苦痛のみならず，心理的な苦痛も含めて全人的痛みのアセスメントをしていく必要がある．対応として，痛みの緩和を目的にNSAIDs，オピオイド，鎮痛補助薬などの薬物療法（p.46）が行われるが，膀胱直腸障害が出現している場合は，オピオイドの副作用による便秘症状の鑑別も検討する．

放射線治療中のケア

脊椎転移の場合，放射線治療が行われることが多い．放射線治療に際しては，フラットな治療寝台において一定時間の治療体位を保持することが求められ，十分な痛みのマネジメントが必要である．

看護師は，あらかじめ患者が15〜30分程度の治療体位（一般的には仰臥位）をとることが可能であるか，鎮痛薬の効果が十分であるかについてアセスメントを行い，必要時に頓用の鎮痛薬の追加を医師と相談する．痛みが強い場合は，放射線治療準備や治療を行う前に，頓用の鎮痛薬（NSAIDsやオピオイド製剤）を使用することで，治療中の痛みの増強を抑え，治療が安全に行われるよう痛みのマネジメントを図る．鎮痛薬を使用するタイミングは，薬の種類や投与経路，効果発現時間，効果持続時間によって異なるが，内服薬の場合は通常治療の30分前に内服してもらう．場合によっては，硬膜外カテーテルやくも膜下カテーテルを留置して鎮痛薬を使用することも効果的である．

また，放射線治療室や治療寝台への移動は，体動により患者の苦痛が増強しないよう，ベッドから治療寝台へ水平移動するなど工夫を行う．患者には，放射線治療の目的や方法を伝え，患者にとっては安楽ではない硬い寝台といった治療環境と一定時間の体位保持が重要であることを理解してもらい治療に臨めるよう支援する．

また頸椎から胸椎上部の照射には，咽頭や食道が照射野に含まれる．通常の放射線照射では1回3Gy・計10回のプランが多く，治療終了間際になると咽頭粘膜炎や食道炎の症状が出現しやすい．そのため，照射回数に応じて，放射線有害事象の程度を観察する．咽頭粘膜炎や食道炎の症状に対しては，食事の際によく噛んで少しずつゆっくり嚥下するように説明し，粘膜への刺激が少ない食品の選択や栄養補助食品を取り入れた栄養管理を行う．また医師に報告し，必要に応じて粘膜保護薬や食前の鎮痛薬の使用を検討する．

装具を用いた患部への負荷の軽減

椎体の変形や圧迫骨折，切迫骨折の状況にあると判断されるときには，頸椎カラー（図3-9）や胸椎・腰椎コルセットの装着を行い，安楽な体位が取れるよう工夫し患部の安静と

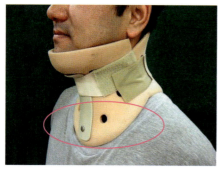
a．フィラデルフィアカラー

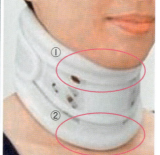
b．頸椎ソフトカラー

図 3-9 頸椎カラー装着時の観察のポイント
①カラーで顎を支え荷重がかからないように固定できているか確認する．
②カラーが鎖骨や肩に当たって皮膚の損傷がないか確認する．

痛みの軽減を図る．頸椎カラーや胸椎・腰椎コルセットの装着は，装着部位の圧迫による皮膚障害や臥床に伴う褥瘡の発生に注意が必要である．体位に合わせて適切な位置に装着できているか，皮膚との摩擦や圧迫が生じていないかを確認すると同時に，皮膚の清潔と観察を行う．

手術後の筋力低下や深部静脈血栓症の予防

骨折により痛みや麻痺が出現し，椎弓切除術や後方固定といった手術治療後に安静臥床の時間が長くなる場合には，筋力低下を防ぐためにベッドサイドでのリハビリテーション（以下リハビリ）を行い，弾性ストッキングを着用するなど深部静脈血栓症（DVT）の予防に努める．

麻痺を回避するために緊急手術を行った場合には，術後からできるだけ早期にリハビリを行うが，回復状況に合わせて医師，理学療法士などと連携して安静度に応じた日常生活活動を取り入れていく．

症状に合わせた生活環境を整えるケア

圧迫骨折があっても痛みが緩和され，装具によって局所安静と支持性が保たれる場合は，患者のもつ筋力や活動性を考慮し，症状に合わせた生活の拡大を図るための支援を行う．さらなる骨折を予防するために転倒に注意することに加え，荷重をかけない移動方法や痛みを増強させない体の動かし方を日常生活のなかで実践できるよう支援する．体を動かす際には，介助者・患者双方がどのように運動すれば骨転移部への荷重のゆがみやねじれを最小限にできるかを考えることが重要[4]とされている．特に起き上がり動作を行うときには，胸椎から腰椎のひねり動作が加わらないように，側臥位をとり下肢をベッドから垂らしてから起き上がるようにする．介助する際には，支える側は，手だけでなく腕まで広く支持面を作るようにして一方の手で頸椎から胸椎を支え，もう一方の手で骨盤から下部腰椎を支えて安定させ，できるだけ荷重やひねりに伴う痛みを軽減し，体幹をねじらないよう配慮する（図3-10）．

また，骨折により前後屈や可動域が制限されている場合には，患者が可能な限りセルフケアできるよう，物品の配置やベッドの位置や高さ，身の回りの環境を整える．前かがみになる行為は胸椎腰椎に負担がかかるため，マジックハンド（図3-11）を活用したり，体をひねらないようにしゃがんだり，新たな骨折や痛みの増強が予防できる行動について指導する．

圧迫骨折により麻痺が生じた場合は，麻痺の程度に合わせてできるADLや体位保持方法，移動方法の習得を目指すが，多発性骨転移がみられる場合は，上腕骨の転移やほかの椎体への転移の有無などを確認し荷重のかけ方を検討する．

患者のがんによる症状や年齢，体力などと家族や社会的サポートの状況，脊髄の損傷レベルと障害を受けている機能と程度をアセスメントし，患者の日常生活におけるゴールを設定する．一般に頸髄C7以下の損傷であれば，おおよその日常生活は車いすで自立が可能になるが，歩行が可能なレベルは腰椎L4以下[5]といわれており，病状と全身状態から患者個々にあった可能なADLを目標とする．歩行訓練や車いす移乗に関しては転倒や荷重による骨折に注意が必要である．

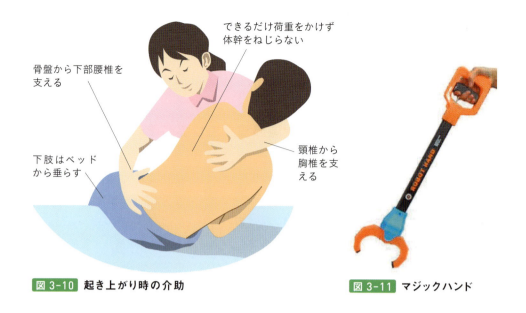

図 3-10 起き上がり時の介助

図 3-11 マジックハンド

心理的な苦痛へのケア

　脊椎への骨転移により圧迫骨折をきたした場合，痛みや痺れなどの症状に加え，脊柱管内への腫瘍の圧迫などから麻痺症状が出現することが多い．進行する麻痺症状が患者へ与える影響は，ADL自体に与える影響も大きいが，がんの進行や予後に対する不安の増強など，心理面への影響も大きい．特に脊椎転移由来の麻痺がある場合は，迅速な治療開始がその後の回復状況を左右する．そのような状況で看護師は，患者とその家族が，症状を受け入れ，治療方法を理解したうえで治療に臨むことができるよう看護介入を行う．看護師は，患者の痛みや麻痺といった身体症状の変化を注意深く観察し，悪化の徴候を早期発見するとともに，対処について医師と協働し，苦痛の緩和と円滑な治療が受けられるよう痛みのマネジメントを行い，食事や清潔，排泄といった日常生活の支援を行う．また，患者とその家族がどのように病状をとらえているのか，医師からの説明をどう受け止めているのかを把握し，必要があれば医師と患者・家族との橋渡し役となって，患者・家族の不安の軽減や治療方法選択への支援を行っていく．

　治療の甲斐なく麻痺が生じた場合，生活環境の変化やADLの変化に患者はショックを受けることも予測される．患者だけでなく家族にとっても，病状や麻痺による生活への影響を受け入れることは心理的にも負担であり，時間を要する．看護師は，患者・家族が徐々に受容し，今後の生活に向けて対処できるように，気持ちに寄り添い対応していくことが大切である．

3 骨盤への転移と骨折

骨盤への骨転移の病態と症状

　骨盤(図3-12)への骨転移に対しては，放射線治療が第1選択となる[3])．症状は，仙骨転移による仙骨神経の圧迫により膀胱直腸障害が出現することもあるため，疼痛だけでなく神経症状の観察も重要である．

　また，臼蓋骨折を起こしている場合や骨折が予測される場合には，歩行が困難になることもあり，全身状態や予後を考慮して手術療法が選択されることもある．骨盤領域の手術では，手術中の出血量が多く術前に塞栓療法を行うことが多い．感染など手術合併症が多く患肢機能の回復に比較的長期を要するため，治療によるQOL低下が起きる可能性がある．

日常生活への影響とケア

排尿・排泄ケア

　骨盤内に位置する仙骨転移により仙髄S2〜S4が損傷した場合は，膀胱排尿筋が弛緩状態のまま経過し，尿意や排尿反射が消失する．がん患者では，予後が短く全身状態(PS)が悪い場合もあり，間欠的自己導尿の手技の習得をめざすよりも，膀胱内留置カテーテルの挿入が選択されることが多い．水分摂取を促し，尿路感染を予防する必要性を説明する．

　排尿機能と同じく，仙髄S2〜S4は排便機能の中枢でもあり，蠕動運動の障害による便秘が起こりやすい．また骨転移のあるがん患者の多くは，痛みの緩和のためにオピオイドを服用していること，骨折や麻痺による活動性の低下があること，加えて腹腔内転移がある場合には，がんそのものにより腸蠕動が低下していることから便秘傾向にある．そのた

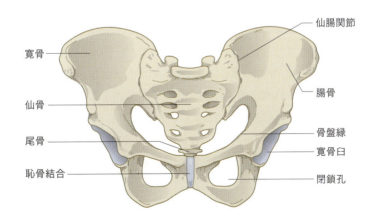

図3-12　骨盤

め胃-結腸反射を利用して排便習慣を確立するよう生活を調整し，緩下剤の使用や摘便をして排便の調整を行っていく．

放射線治療中のケア

　放射線治療を行う際には，治療体位をとるため，事前に痛みのマネジメントの方法を検討する．また，照射野のリスク臓器として腸管があり，照射方向からどの程度の線量が腸管にかかるのか治療計画から確認する．

　照射野が下腹部にかかる場合の有害事象としては，放射線宿酔，下痢などが出現する可能性がある．放射線宿酔とは，照射早期に出現する乗り物酔いや二日酔いに似た消化器症状をいい，治療部位に関係なく出現する全身性の有害事象で，具体的には，嘔気や嘔吐，食欲不振といった症状がみられる．治療開始数時間後から治療早期に症状が起こりやすく，特に全身照射や腹部を広範囲に照射する患者に出現しやすい傾向がある．1週間程度で自然と症状が消失する場合もあるため，治療を必要とせず，休息や食事の工夫などセルフケア支援を行うことで対処できることが多い．嘔気や倦怠感は，患者の主観的な情報から判断するため，食べやすいものを少量ずつこまめにとるようにする，制吐剤の服用といった症状に対する看護や治療だけでなく，症状や放射線治療に対する不安感や恐怖心を軽減するようかかわっていく．

手術後の合併症予防

　股関節の再建を必要とするような手術をした場合には，手術後の出血や感染徴候の観察，挿入されるドレーンの管理など術後合併症を予防するためのケアを行う．術式により安静期間は異なるが，ベッド上安静時期においても良肢位を保持し，大腿四頭筋等尺運動や足関節背屈運動といった床上でも可能なリハビリを継続していく．

症状に合わせた生活環境を整えるケア

　人工関節置換術を行った場合には，股関節脱臼肢位（股関節の内転，内旋位）での股関節亜脱臼に注意が必要である．日常生活においても，しゃがみこみ動作や足を組むといった股関節が内転する動作を回避するように説明・指導する．

　放射線治療を行った場合でも骨の硬化には2〜6か月が必要といわれ，放射線，手術どちらの治療を行った場合でも，医師の診察を受けながら，荷重歩行ができるようになるまでは，患側に体重がかからないようにリハビリを続け，杖やピックアップ歩行器（図3-13）などを用いて，転倒に注意して行動範囲を広げていけるように援助する．

　骨盤骨折により歩行が困難になった場合，患者の日常生活は著しく低下する．また病状が進行した状態での骨折によるADLの低下は，寝たきりによって引き起こされる筋力低下や肺炎といった全身状態の悪化につながりやすい．生活環境を整えると同時に，患者にとって心地よい感覚や安楽が感じられるような清潔ケアをはじめとする日常生活援助や声かけをすることにより，患者自身が生活のなかに意味を見出していけるよう支援していく．

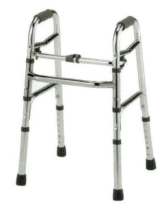
図3-13 ピックアップ歩行器

心理的な苦痛へのケア

骨盤骨という大きな荷重骨の骨折を伴う患者は，日常生活の制約と活動性の低下，痛みやがん由来の症状により身体的な苦痛閾値が下がりやすく，著しくQOLも低下する．身体症状や生活環境を整えていく過程において，心理的支援は重要である．特に高齢者の場合，苦痛による不眠や活動性の低下から昼夜の生活リズムが崩れやすいため，痛みの緩和だけでなく，家族の面会やコミュニケーションにより対人関係における社会的な役割を確認できるような働きかけも大切である．

4 四肢長管骨（上腕骨・大腿骨）への転移と骨折

四肢長管骨への骨転移の病態と症状

大腿骨は歩行する際に大きな荷重がかかるため病的骨折を起こしやすい[6]．骨転移部に放射線治療を行っても，大腿骨頸部から転子下の病変の場合には，解剖学的構造上の脆弱さから骨折を起こす危険が高い．また，上腕骨は荷重骨ではないが，起居動作や日常生活において荷重がかかる機会が多く，とっさに手をついたときや動作の際に上腕をひねることで病的骨折を起こすこともある．

四肢長管骨の骨転移により病的骨折または切迫骨折にある場合は，全身状態が著明に悪い場合を除いて手術を行う．再建には人工関節や髄内釘セメントなど強固で即効性の固定材料を用い，術後早期に支持性を確保し，早期リハビリ開始により速やかにADLを回復することが重要である[7]．

切迫骨折の症状は患部の疼痛である．病的骨折を起こしていない場合でも，疼痛により歩行や立位保持困難や可動性の低下がみられ，骨折により患肢の腫脹や変形がみられる．

日常生活への影響とケア

身体症状へのケア

病的骨折，切迫骨折の治療前や手術をせず保存的に放射線治療を行う場合には，患肢病変部位をひねらず，強い外力が加わらないように痛みが増強しない良肢位を保つ．患肢の安静を保つためにシーネなど骨折部を保護する装具を使用する場合もある．骨折部位にシーネを使用している患者は，骨折による患部の浮腫や循環不全がないか，シーネ圧迫による皮膚損傷や神経障害がないか，保清を行う際には症状の観察と正しい位置に装着できているかを確認する．

術後の合併症予防と観察

長管骨骨折の手術後は，術後合併症の予防のための観察とADL維持のための早期リハビリを行う．大腿骨病的骨折では，深部静脈血栓症に対する注意が必要である．病的骨折の場合は骨癒合が遷延しやすいため，新たな骨折を予防するためにも，リハビリや荷重訓練は注意深く行う必要がある．大腿骨手術後は下肢の回旋位になることよる腓骨神経麻痺に注意が必要である．

放射線治療中の痛みのケア

大腿骨骨折患者が放射線治療や検査などでベッドから移動する際には，骨折部位の痛みが増強しないように鎮痛剤の使用と，患肢の良肢位を保ったまま移動できるよう介助者を配置する．骨転移に対する放射線治療の急性有害事象として，放射線治療開始後早期に起こる一過性の痛みの増悪（痛みのフレア現象）がある．照射範囲が広く，1回3 Gy・計10回照射の場合より，1回8 Gyと線量が大きく単回照射の場合に生じやすく[8]，多くの場合は鎮痛剤の増量で対処が可能である．治療開始後に痛みが悪化するため，患者は放射線治療に対して不信感を覚えたり不安になったりする場合がある．あらかじめ説明を行い，痛みの増悪時には対症療法としての痛み対策も併用する．

症状に合わせた生活環境を整えるケア

骨転移の患者にとっては，転倒やしりもちといった出来事だけではなく，寝返りや起居

Column

痛みのフレア現象

放射線治療を開始して間もない時期に起こりやすい，一過性の疼痛が増強する現象を，痛みのフレア現象という．1回線量が多い場合（8 Gy・単回照射など）に生じやすく，鎮痛剤を一時的に増量することで対処が可能な場合がほとんどである．通常，数日で症状が軽快するため，放射線治療開始時にあらかじめ患者に説明し，不安が増強しないよう対応する．

動作，歩行など日常生活すべてにおいて，骨折の危険性がある．切迫骨折により放射線治療を受けている患者や，放射線治療後疼痛は軽減しても骨の硬化が不十分な時期にある患者，手術後の患者であっても骨折の危険があり，治療の流れに合わせた安静度の決定と荷重の程度を患者に理解してもらうことが重要である．特に上腕骨骨折では，上体を支える際に荷重をかけることが困難となり，起き上がりや立ち上がりの際に支障をきたす．上腕骨の骨折時には安静を保つために固定する場合には，適切に固定できているか，痛みがないか良肢位が保てているかを確認する．また利き手の骨折は，食事や更衣といった基本的なADLにも影響し，患者にとって生活上の不自由さからストレスを強く感じる．従来行ってきた生活動作をどのように修正するのか，使いやすい道具や装具を活用しながら患者が自身で行えるよう支援する．

放射線治療では，80〜90％の症例に痛みの緩和が得られ，一般的に除痛効果は照射開始後4〜8週後に最大になる[8]が，骨の硬化にいたるには数か月を要する．放射線治療後の患者が痛みの緩和と骨硬化の時期がずれていることを理解できていないと，まだ骨硬化が不十分な大腿骨などに荷重をかけてしまい，骨折につながることがあるので，術後について十分説明し，患者自身が理解したうえで骨転移部に負荷をかけない動作を身につけられるように指導する．同様に大腿骨手術後の患者も術後リハビリでは，段階的に荷重をかけて歩行訓練を行う．患者には，荷重制限に従い，松葉杖や歩行器の使用を勧める．

■ 心理的な苦痛へのケア

大腿骨や上腕骨の病的骨折により手術療法を受けた患者は，骨の支持性を得ることができるが，通常の骨折とは異なり手術をしても骨転移が治ったわけではない．また手術や放射線治療を行ったからといって，すぐに自由に動くことができるようになるわけでもない．骨転移があるという事実が予後に対する不安を生じさせることも考えられる．

患者の動きたい，歩きたいという思いと骨折に対する不安な気持ちを理解し，その人らしい日常生活を送ることができるように支援していく．一方で，骨転移による骨折の不安から，必要以上に活動を制限する場合もある．患者の気持ちを理解し，骨転移部の骨折のリスク評価に見合った活動ができるように医師の指示を確認し，患者が不安なくADLの拡大と筋力低下を防ぐことを支援していく．

5 患者を支えるチーム医療

荷重骨の骨折を伴う患者にとって，骨折とその治療によってどのような症状や障害が起こるかによって，骨折後の患者のQOLは大きく左右される．骨転移の治療は原発巣の進行状況や予後予測によるところが大きいが，がん治療の向上により単発の骨転移の場合などでは長期予後が見込める場合もある．骨転移患者には，主治医をはじめ整形外科医や放射線科医，看護師や理学療法士などさまざまな職種の専門家が協働して治療にあたる．

骨折前と同じような生活，もしくは骨転移による痛みや可動制限がない生活を送ることができることが望ましいが，がんの進行に伴い骨転移は増加していく．また高齢がん患者

の場合，がん治療と加齢により身体機能自体が低下することから，転倒などによる骨折のリスクは高くなっていく．荷重骨の骨折を起こした患者は，さらなる骨折リスクを避け，QOLを維持向上するために，療養生活環境を整えていく必要がある．

　最近では，骨折や麻痺により身体可動性が変化した患者は，入院中から医療ソーシャルワーカーや理学療法士，医師，看護師らで退院支援カンファレンスを行っているケースが増えてきている．患者のゴールを医療者と患者・家族が共有して，退院後の生活に必要な社会資源やサービスを整えていくことで，患者・家族が自宅で安心して生活できるような支援を考えていく．また入院施設から遠方に自宅がある患者の場合は，自宅近くの病院と連携し緊急時の対応が可能な状態にする，訪問診療や訪問看護を導入するといった医療連携も重要である．

文献

引用文献
1) 守田哲郎，小林宏人，瀬川博之，畠野宏史，内山徹，伊藤拓緯，今泉聡，平田泰治，大塚寛，長谷川和宏．(2005)．転移性骨腫瘍の治療—QOLからみた手術成績と治療法の選択．県立がんセンター新潟病院医誌，44(1)，14．
2) 日本整形外科学会骨軟部腫瘍委員会(編)．(2007)．全国骨腫瘍登録一覧表．国立がんセンター，76-79．
3) 片桐浩久．(2005)．転移性骨腫瘍の治療．整形外科看護，10(8)，748-757．
4) 北原エリ子．(2012)．がん性疼痛を緩和するリハビリテーション—転移性骨腫瘍患者を中心に．がん看護，17(7)，733-737．
5) 徳弘昭博．(2001)．脊髄損傷—日常生活における自己管理のすすめ 第2版．p.10，医学書院．
6) 厚生労働省がん研究助成金がんの骨転移に対する予後予測方法の確立と集学的治療法の開発班(編)．(2004)．骨転移治療ハンドブック．金原出版．
7) 真鍋淳．(2010)．骨転移に対する診断と治療—Cancer Boardによる集学的チーム医療について．癌と化学療法，37(2)，211-216．
8) 小口正彦，小塚拓洋，能勢隆之，室伏景子，師田まどか，山下孝．(2008)．骨転移に対する放射線治療—適応とその効果．癌の臨床，54(8)，643-650．

参考文献
1) 野村和弘，平出朝子(監修)/中馬広一．(2007)．がん看護実践シリーズ12　骨軟部腫瘍．メジカルフレンド社．
2) 髙木辰哉．(2012)．転移性骨腫瘍に対する診療戦略とリスク管理．がん看護，17(7)，728-732．

（後藤 志保）

# 5 骨転移のある患者のリハビリテーション

1 骨転移患者のリハビリにおける看護の役割

　近年がん医療の進歩により，がんの治療を終えた，または治療をしながら生存するがん患者は年々増加している．それはすなわち，同時にがんそのものや治療に伴う副作用，後遺症などより何らかの身体機能の低下や喪失を体験している患者も増加しているということが考えられる．2006年6月に制定された「がん対策基本法」では，基本的施策の1つに"がん患者の療養生活の質の維持向上"をあげており，がんとともに生きる患者のQOLを向上させる手段として，リハビリテーション(以下，リハビリ)には大きな役割が期待されている．

　それでは，がんのリハビリにおける看護師の役割とはなんだろうか？　国内では，がん情報サービスで看護師の役割について「機能低下や障害の程度を把握し，症状コントロールやADLなどを含めた身体的ケアのニーズに着目し，患者の不安に配慮しながら日常生活の視点からサポートする．患者にリハビリに対する自主的な取り組みを支えるように指導や支援を行う」と記されている[1]．アメリカにおいてはARN(Association of Rehabilitation Nurses)のポジションペーパー(表3-6)[2]，全米腫瘍学会(American Society of Clinical Oncology：ASCO)の患者向けの情報サイトである「Cancer.net」[3]や書籍『Oxford Textbook of Palliative Nursing(3rd Ed.)』[4]などでがんのリハビリ看護について述べられている．

　それらを概観すると，がんのリハビリにおいて，看護師は次に挙げるような役割を担うものといえる．

- がんやがんの治療の副作用や合併症により身体機能が低下した個人に対し，その人のニーズをくみ取り，日常生活支援者としての視点をもってかかわる
- 多職種と協働して身体機能の維持回復を促進し，その人の残存能力を最大限に活かした新たな生活スタイルに適応することを支援する
- 支援のプロセスにおいて，看護師は患者の痛みなどの症状マネジメントを行いながら，患者が安心してリハビリに取り組める環境を保障し，患者の生活スタイルにかかわる家族や重要他者も含めたケアを行う
- 多職種チームで提供されるリハビリにおいて，看護師はチームの中心的な調整役となる

　上記をもとに骨転移のリハビリにおける看護師の役割を考えてみよう．骨転移患者リハビリのチーム医療における看護師は，骨転移巣そのものに対する治療や症状のアセスメントやケアのみならず，がんそのものの治療や症状と病態を照らし合わせた丁寧なアセスメ

表 3-6 ONS の ARN がんリハビリテーションに関する見解

- がんリハビリテーションケアは，がんケアの質を高めるケアで，すべてのがん患者の権利である．
- がんリハビリテーションはすべての患者にとっての選択肢であり，どのステージの患者でも参加できるものである．
- がんリハビリテーションは，がん患者とすべてを告げられているパートナーや意思決定者などその家族が含まれる．
- がんリハビリテーションは，タイムリーなアクセスと，コーディネートされた包括的で多職種連携によるアプローチを含む．
- がんリハビリテーションは，教育を受けがん領域やリハビリテーションの専門として認定された看護師に最善のコーディネートをされ，提供される．
- がん患者のケアの進歩のため，リハビリテーションにおける研究と教育には資金を提供される．
- がんリハビリテーションプログラムは，急性期でも，亜急性期でも，在宅であっても，多職種で連携し協働するものであり，そしてそれは生活の質に焦点を当てている．

(ARN. (2012). Association of Rehabilitation Nurses Position on Rehabilitation with Cancer: Oncology Nursing Society. http://www.rehabnurse.org/uploads/files/ps_cancer2012.pdf を筆者訳)

ントとケアを行い，身体機能の回復や維持増進を多職種と連携して実施する役割がある．また，看護師は患者の代弁者として患者の希望や意思を尊重したかかわりをもつ存在であり，さらにはリハビリ中の症状緩和，リスク管理，そしてリハビリ訓練を活かした日常生活の支援においても重要な役割を発揮する[5]．

2 骨転移のリハビリにおける看護ケア

リハビリの目標

骨転移のある患者の多くは，骨転移による痛みや骨の脆弱性による切迫骨折もしくは骨折のリスク，脊髄圧迫のための麻痺や知覚障害などを体験している．そしてそれらは患者の活動範囲を狭めADLを低下させる要因となり，QOLの低下につながりやすい．そのような患者に対するリハビリの目的は，基本的には「寝たきりにならないようにして，できる限り長い間，自分でできることを維持すること」である[6]．その考えをもとに，骨転移のある患者に対しては，骨転移による合併症による身体機能の低下，骨転移に伴う骨折や痛みの増強のリスク，骨転移がある進行がんという病期，などといった特有の背景をふまえた目標設定を行う．阿部はリハビリの目標設定におけるQOLの定義を「患者からみた人生の満足度」としている[7]．したがって，患者の目標は身体面のみならず，患者の価値観など包括的な側面を考慮した非常に個別性の高いものである．時に患者は実際より高い目標をかかげるが，看護師は全人的なアセスメントをもとに，患者の希望を尊重しながら目標設定の共有を支援し，リハビリに意欲的に臨めるよう支える．

表 3-7　Dietz によるがんのリハビリテーションの病期別分類

リハの分類	時期	リハビリの目標
予防的	・がんと診断された後，手術，放射線治療，化学療法の前または直後などに，早期に開始されるもの ・機能障害はまだない	機能障害を予防する
回復的	・基本的に，再発や転移はまだない ・機能障害や能力低下が存在する	最大限の機能回復を図る
維持的	・腫瘍が増大している時期，再発，転移など ・機能低下が進行している	セルフケア能力や運動能力の維持・改善
緩和的	・終末期	症状の緩和や拘縮・褥瘡の予防などにつとめ，QOLを改善

〔辻 哲也．(2009)．悪性腫瘍（がん）．千野直一（編），現代リハビリテーション医学 第 3 版，pp.494-504，金原出版 より引用改変〕

　がんのリハビリの目標については，がんの病期別に，それぞれ予防的，回復的，維持的，緩和的という4つの局面におけるリハビリの目標を定めた Dietz の病期別分類がある（表 3-7）[8]．骨転移のある患者の場合，維持的または緩和的なリハビリが目標となる．

　骨転移患者の目標の評価方法には，信頼性・妥当性が評価されているものとして，the Bone Metastases Quality-of-Life questionnaire（BOMET-QoL）[9]，Functional Assessment of Cancer Therapy scale-Bone Pain（FACT-BP）[10]，EORTC Quality of Life Group Bone Metastases Module（EORTC-QLQ-BM22）[11] という 3 つの QOL 評価尺度がある．特に EORTC-QLQ-BM22 は EORTC Quality of Life Group（EORTC QLG）により，EORTC-QLQ-C30（Quality of Life Questionnaire-Core30）を骨転移に特化して開発されたもので，7 か国で信頼性・妥当性を検証され，日本語版も使用可能なものとして報告されている（表 3-8）[12]．

骨転移のある患者のリハビリプログラム

　骨転移のある患者のリハビリプログラムの基本的な内容は**表 3-9** の通りである[13]．リハビリプログラムの基本として，骨折や転倒，痛みの増悪などのリスクに十分に留意し，骨転移部への荷重や捻転に留意した体動を心がける．骨転移部位や，痛みや麻痺の有無，骨転移の治療方法などにより骨転移患者の具体的なリハビリプログラムは異なる．

　実際にリハビリ訓練を患者の日常生活に活かすためには，看護師はリハビリプログラムの内容を理解し，日常生活場面における骨転移に関連したリスクを十分に理解，予測して安全に配慮してかかわることが大切である．また，骨転移患者は，原疾患に対して薬物療法や放射線治療などさまざまな治療を受けている可能性があり，同時に薬物治療や放射線治療，場合によっては手術という骨転移の治療を受け，さらにはリハビリも受けるという，非常に多面的なケアを受けている可能性がある．看護師は，リハビリの内容や目標が現在の患者の状態に則しているかを常に意識してかかわり，修正が必要と思われるときは積極的に多職種に提案していく．

■包括的な視点でアセスメントを行う

　骨転移患者のリハビリプログラムは，設定した目標を達成するために作成される．リハビリプログラムの作成は，患者のがんの状況を含めた全身状態，生命予後，骨転移の状

表 3-8 EORTC-QLQ-BM22（日本語版）

この1週間に、以下のような症状や問題を経験されましたか？
あなたの状態にもっともよくあてはまる番号を1つ○で囲んでお答えください．

	この1週間に、以下の部分に痛みを感じたことがありますか？	まったくない	少しある	多い	とても多い
1	背中	1	2	3	4
2	脚または腰	1	2	3	4
3	腕または肩	1	2	3	4
4	胸または肋骨	1	2	3	4
5	尻	1	2	3	4
	この1週間についてお答えください				
6	継続する痛みがありましたか？	1	2	3	4
7	ときどき起こる痛みがありましたか？	1	2	3	4
8	痛み止めが効かないことがありましたか？	1	2	3	4
9	横になっているときに痛みがありましたか？	1	2	3	4
10	座っているときに痛みがありましたか？	1	2	3	4
11	立ち上がろうとするときに痛みがありましたか？	1	2	3	4
12	歩いているときに痛みがありましたか？	1	2	3	4
13	体を曲げたり、階段を昇るときに痛みがありましたか？	1	2	3	4
14	激しい動作（運動や物を持ち上げるなど）をするときに痛みがありましたか？	1	2	3	4
15	夜、痛みで眠れないことがありましたか？	1	2	3	4
16	病状のために日々の活動を加減しなければならないことがありましたか？	1	2	3	4
17	身近な人たち（家族や友人など）から孤立したように感じましたか？	1	2	3	4
18	病状のために自由に動けないことについて悩みましたか？	1	2	3	4
19	病状のために他人に頼らねばならなくなると悩みましたか？	1	2	3	4
20	将来の健康状態について悩みましたか？	1	2	3	4
21	痛みが軽くなる希望をもっていますか？	1	2	3	4
22	自身の健康状態について前向きな気持ちをもっていますか？	1	2	3	4

〔佐藤威文, 他. (2010). 骨転移がん患者に対するEORTC QOL調査モジュール— EORTC QLQ-BM22日本語版の開発. 癌と化学療法, 37(8), 1507-1512〕

態，身体機能，患者・家族の病状認識やリハビリへのニーズ，精神状態，社会的背景などの情報を包括的にとらえ，幅広い視点でのアセスメントのもとに行われる（**表 3-10**）．ただし，進行がんであるがゆえに，患者の病状や全身状態が短期間で変化する可能性があるため，これらの情報が常に更新されることを意識し，そのときの状態に合わせて介入方法を柔軟に変更していく必要がある[14]．

○ **機能評価にはチームが共通理解できるツールを用いる**

患者の状態を客観的に把握しアセスメントするために，チームメンバーで共通言語とし

表 3-9 リハビリの目標と具体的なプログラム例

目標	リハビリプログラム	骨転移のリハビリの具体例
症状緩和	痛みを軽減するような動作指導,装具や方向を補助する人の選択ポジショニング,温熱など物理療法,気晴らしの作業関節可動域練習,筋力や持久力練習	〈脊椎〉 ● 病巣部を捻らない ・寝返りやベッドからの起き上がり時は体幹をまっすぐに保つ ・立ち上がって向きを変えていすに座るなど,立位から向きを変えるときは立ち上がった後に小刻みに足を動かし,体全体の向きを変える ・立ち上がるときの痛みを軽減するため,手すりを使用したり,座面の高いいすに座る ● 過度の前屈・後屈をさける ・ベッドから起き上がるときは,無理せずギャッチアップする ・前屈して靴下を履いたり床の物を拾わずに,膝を曲げたり自助具や補助具を利用する ・洗面時にかがまず,洗面台に対していすに座るなどして座高を低くする ・高すぎる枕を使用しない 〈上肢・下肢・骨盤〉 ● 病巣部の捻転・回旋が生じる動きをさける ● 過荷重に気をつける ・重いものはカートなどに乗せて運ぶ,分けて運ぶ(上肢) ・転移側下肢に体重をかけないように,手すりや車いす,歩行器,杖など使用(下肢・骨盤)
活動性の維持・向上	ベッド上の動作練習,座位保持練習,車いす選択や車いす移乗,歩行練習,環境設定外出方法の検討,屋外歩行練習	
機能維持・向上	関節可動域,筋力や持久力,基本動作の練習	
安定した動作	動作の評価・練習,自助具・補助具の選択,環境設定	
ADLの維持・向上	目標とするADL動作の指導,自助具・補助具の選択,環境設定	患者のリハビリへのニーズ理解など
IADL向上	家事動作,自宅で生活するために必要な能力を評価し,必要に応じた工夫や動作練習	患者らしさを尊重するために,その人の生活を知る
心理的アプローチ	やりたいこと,しておきたいことを探し,必要に応じたリハビリのアプローチ	何かを作る,手紙を書く,家族との時間を過ごす,自宅で生活する など

骨転移の基本的なリハビリプログラム
・痛みや骨折のリスクを軽減するような基本動作,歩行,ADLの指導
・痛みを軽減するようなポジショニング
・廃用性筋力低下の防止
・関節可動域の確保
・耐久性の維持,向上
・装具や歩行補助具の選択
・環境調整

(大森まいこ,他(編).(2014).骨転移の診療とリハビリテーション.pp.103-106,医歯薬出版.をもとに作成)

て理解できるツールを用いるとよい.例えば神経障害の状態を表すにはFrankelの分類(**表 3-11**)[15]がある.また機能評価のアセスメントツールとしては,機能評価自立度評価法(Functional Independence Measure:FIM)(**表 3-12**)[16]やEastern Cooperative Oncology Group-Performance Scale:ECOG-PS(**表 3-13**)[17]などがよく使用される.

また,リハビリ領域において患者の問題点を包括的にとらえる概念として,国際生活機能分類(International Classification of Functioning, Disability and Health:ICF)がある(**図 3-14**)[18, 19].これは患者の生活機能と障害を活動する参加レベルで評価し,生活機能と障害がどのよう

表 3-10　骨転移のある患者のリハビリの目標設定，リスク管理，プログラム作成に必要な情報

情報の項目	具体的な内容や評価ツール	アセスメントのポイント
原発がんの状況	・がんの状況（原疾患の病状や病期など） ・がんの治療とその合併症や有害事象	・がんリハビリの禁忌に注意する ・目標設定のめやすとして Dietz のリハビリの病期別分類（表 3-7, p.121）がある
生命予後	・片桐らの生命予後予測スケール（表 3-16, p.132） ・徳橋らの脊椎転移に対する予後判定点数表（表 2-10, p.70） ・脊髄圧迫を合併した患者における予後 2 か月以内の予測スコア	・生命予後は骨転移の治療方法やリハビリ目標に影響する
骨転移に関する情報	・骨転移の部位，数 ・骨転移の治療方法（手術療法，放射線治療，薬物療法） ・疼痛（VAS, NRS など） ・骨関連有害事象（SRE）発生のリスク因子（多発転移，強い疼痛，高い PS，SRE の既往がある，高い骨代謝マーカー） ※ SRE：病的骨折，脊髄圧迫，高カルシウム血症，整形外科的手術，放射線治療 ・長管骨病的骨折のリスク：Mirels のスコア（表 3-4, p.99） ・脊椎の不安定性：Spinal Instability in Neoplastic Score (SINS) のスコア（表 3-14, p.128）	・治療の効果や骨折のリスクによってリスク管理やリハビリプログラムが異なる ・痛みの経時的な変化，リハビリの効果や負荷の影響をみる ・疼痛を悪化させないリハビリプログラムを作成する ・SRE の発生は QOL を低下させるため，リハビリ効果の評価指標となる
身体機能，機能予後	〈身体機能〉 ・Performance Status (PS) ・Karnofsky Performance Scale (KPS) ・Palliative Performance Scale (PPS) ・機能的自立度評価表 　（FIM: Functional Independence Measure）（表 3-12, p.125） ・Barthel Index (BI) ・関節可動域（ROM） ・徒手筋力検査（MMT）　※痛みのない部位でのみ行う 〈機能予後〉 ・脊椎転移の場合，治療前の歩行状況 ・骨転移の種類と，治療の有無および効果	・身体機能の低下が骨転移以外の要因によるもの（例えば筋力低下など）である可能性についてもアセスメントする ・治療前に歩行不可の場合，再び歩行可能になる可能性は低下する ・溶骨型の骨転移は無治療だと増大し，骨折のリスクが経時的に高くなる ・治療によって骨硬化や支持性が高まれば，機能維持が期待できる
告知内容，患者・家族の希望	・患者本人，家族など，誰にどのようなことが伝えられているか（病名，病状，病期，予後，余命など） ・患者本人，家族などの受け止めや病状認識 ・リハビリに期待すること	・患者への告知内容があいまいだったり，病状認識が不十分だと，患者の希望は現実とかけ離れることがある
精神・心理状態	・せん妄，適応障害，うつ症状の有無	・重度の症状には精神科の専門的介入が必要
社会的背景	・介護者の存在とその介護力 ・家屋環境	・在宅生活を目標にする場合は，身体機能の低下した状態で日常生活を送るためのリソースのアセスメントが必要

〔大森まいこ，他（編）．(2014)．骨転移の診療とリハビリテーション．pp.97-102，医歯薬出版．をもとに作成〕

表 3-11 Frankel の分類

A	完全麻痺：損傷高位以下の運動知覚完全麻痺
B	知覚のみ：運動完全麻痺で知覚のみある程度保存
C	運動不全：損傷高位以下の筋力は少しあるが，実用性がない
D	運動あり：損傷高位以下の筋力の実用性がある．補助具の要否にかかわらず歩行可能
E	回復：筋力弱化なく，知覚障害なく，括約筋障害なし．反射の異常はあってもよい

(Frankel HL, et al. (1969). The value of postural reduction in the initial management of closed injuries of the spine with paraplegia and tetraplegia. part I. Paraplegia, 7(3), 179-192. より和訳引用)

表 3-12 機能評価自立度評価法 (Functional Independence Measure：FIM)

	評価項目		採点基準
運動項目	セルフケア	食事 整容 清拭 更衣・上半身 更衣・下半身 トイレ動作	7点：完全自立 6点：修正自立 5点：監視・準備 4点：最小介助 3点：中程度介助 2点：最大介助 1点：全介助
	排泄コントロール	排尿コントロール 排便コントロール	
	移乗	ベッド・いす・車いす トイレ 浴槽・シャワー	
	移動	歩行/車いす 階段	
認知項目	コミュニケーション	理解 表出	
	社会的認知	社会的交流 問題解決 記憶	

(辻 哲也，他（編）．(2006)．癌のリハビリテーション．p.86，金原出版 より引用改変)

表 3-13 Eastern Cooperative Oncology Group-Performance Scale (ECOG-PS)

PS	患者の状態
0	全く問題なく活動できる．完全に発症前と同じ日常生活が制限なく行える．
1	肉体的に激しい活動は制限されるが，歩行可能で，軽作業や座位の作業は行える．
2	歩行可能で自分の身の回りのことはすべて可能だが作業はできない．日中の50％以上はベッド外で過ごす．
3	限られた自分の身の回りのことしかできない．日中の50％以上をベッドかいすで過ごす．
4	全く動けない．自分の身の回りのことは全くできない．完全にベッドかいすで過ごす．

(国立がん研究センター内科レジデント（編）．(2013)．がん診療レジデントマニュアル 第6版．p.20，医学書院，より引用)

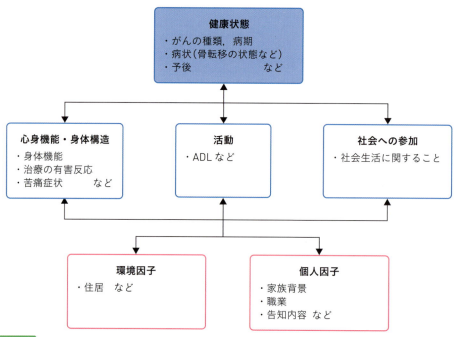

図 3-14 国際生活機能分類(International Classification of Functioning, Disability and Health: ICF)

〔辻 哲也.(編).(2011).がんのリハビリテーションマニュアル—周術期から緩和ケアまで.p323, 医学書院/大森まいこ, 他(編).(2014).骨転移の診療とリハビリテーション.p216, 医歯薬出版.をもとに作成〕

な機能障害に起因するのかを評価するもので,患者の生活を支援する看護においても有用であると考える.

リスクマネジメント

骨転移に関連したリスクマネジメントにおいて問題になるのは主に痛みや骨折のリスクである.リハビリはこれらのリスクを抱えて行うことを少なからず前提にしているため,看護師はこれらのリスクに関して常にアセスメントを行い,ケアを提供する必要がある.

■痛みのマネジメント

骨転移は多くの場合,体性痛や神経障害性疼痛を生じ,体動や荷重により骨転移の部位が刺激されることによって痛みが増強する.骨転移の痛みの治療は薬物療法や放射線治療がある[20].リハビリを行う場合,安静時の痛みがまずコントロールされていないと体を動かすこと自体が苦痛となるため,基本的な痛みのコントロールが不可欠である.

適切な痛みの緩和にはまず痛みのアセスメントが欠かせない.痛みの有無や強さのみでなく,どんな痛みがいつどのようなパターンで出現するのか,増悪や緩和する要因などについて知ることで,適切な痛みの管理につながる.例えば,リハビリに伴う体動時痛を予防または軽減するために,リハビリの前にレスキュードーズを使用するなどの工夫を行う.レスキュードーズを使用する場合,患者が日常生活のなかでも体動に伴う痛みに合わせて自分自身で使用できるように,セルフケア支援の視点をもってかかわっていくことも大切である.

鎮痛薬の使用以外にもできる工夫がある．例えば，体動を介助するときに軽く体をさすったり声をかけて皮膚や筋肉の緊張を解き，リラックスさせることで，動作による痛みの軽減や骨折のリスクの低下させることができる．

また，患者は自然と体が最も辛くない体動をするため，患者自らがどのような動作をしているのかを観察することで，患者の安楽な姿勢を知ることができる．例えば腰椎転移のある患者は，もともと弯曲している腰椎の骨転移部への刺激が最小限になるように腰を曲げて歩いたり，左骨盤の臼蓋に骨転移のある患者が骨転移部への荷重を避けるように左足を引きずるように歩くなどの様子がみられれば，それらの姿勢が楽にとれるように歩行介助をすることで，痛みの増悪を予防することができる．さらに，介助者も患者の自然な動きに無理なく合わせることができて，スムーズな介助につながる．痛みのコントロールが困難な場合は，緩和ケアチームなどの専門チームとも連携するとよい．

■ 骨折のリスクマネジメント

骨折のリスクマネジメントにおいては，まず患者の骨転移巣の骨折のリスクのアセスメントとそれに基づく安静度を知る必要がある．リスク評価は，例えば脊椎転移の圧潰のリスクの評価指標となる SINS のスコア（**表 3-14**）[21]や，長管骨の切迫骨折のリスクの評価指標となる Mirels のスコア（**表 3-4**, p.99）などを参考に行われる．基本的には医師がリスク評価し安静度を指示するが，評価項目のなかには痛みもあり，日々痛みのアセスメントを行っている看護師の記録もリスク評価において大事な情報である．

また骨折のリスクの程度を知ることで，日々の日常生活支援における看護ケアのなかで適切な安静度に基づいた身体介助などを骨折のリスクマネジメントに活かすことができる．

■ ADL の介助の中でのリスクマネジメント

骨転移巣の部位とその病巣が及ぼす可能性のある症状についてよく理解し，予測的にかかわることで痛みの増悪や骨折，転倒などのリスクを低下させることができるが，特に脊椎転移においては転移巣がある脊髄レベルにより出現する知覚障害や運動障害，膀胱直腸障害のパターンがあるため，その関連性を知っておくことで，患者に出現しうる症状を予測しケアに活かすことができる（**図 3-15**）[22,23]．

例えば，胸椎5〜8番に転移がある場合，胴の下部や下肢に運動障害や知覚障害が生じることがある．その場合，車いすやトイレ移動など座位をとる姿勢を介助する場合，体幹の運動機能の低下のため座位保持が困難でバランスを崩す可能性があることを十分に知っておくことで，コルセットで体幹を固定したり，体が傾かないようにあらかじめ体が支えられる環境を作っておくことができる．

また，腰椎に転移がある場合，仰臥位など脊柱がまっすぐになる姿勢は脊柱の自然な弯曲が伸展し，骨転移のある椎体や脊髄神経が圧迫されると痛みやしびれなどを増悪させることがある．そのため，下肢麻痺などで体位交換の援助が必要な患者の体位を整えるときは，脊柱が自然に弯曲するような姿勢をとるとよい．

デルマトーム（脊髄神経の支配する皮膚領域）を知っておくと（2章 **5**, p.76），患者のしびれなどの知覚障害が生じている部位が脊椎のどのあたりかを予想することができ，たとえ患者が痛みなどを訴えていなくても，脊椎に何かしらの異常がある可能性を考え，体動を介助するときに注意を向けることができるだろう．

表 3-14 SINS のスコア

SINS の構成要素		点数
部位	接合部(後頭部-C2, C7-T2, T11-L1, L5-S1)	3
	可動性のある脊椎(C3-6, L2-4)	2
	半固定性のある脊椎(T3-10)	1
	固定性のある脊椎(S2-5)	0
臥床により脊椎の疼痛が軽減する，あるいは/かつ，動作や荷重によって疼痛が出現する	ある	3
	痛むが荷重や動作によって生じる痛みではない	1
	痛みはない	0
転移タイプ	溶骨型	2
	混合型(溶骨型/造骨型)	1
	造骨型	0
画像上の脊椎アライメント(脊椎の配列)	亜脱臼/脱臼がある	4
	新しい変形(後弯，側弯)	2
	正常なアライメント	0
椎体破壊	50％より大きい部分の椎体破壊	3
	50％より小さい部分の脊椎破壊	2
	椎体の50％より大きい腫瘍は存在するが，破壊はない	1
	それ以外	0
椎体の後側方の要素(椎間関節，椎弓根肋椎関節の骨折や腫瘍浸潤)	両側性	3
	片側性	1
	なし	0

〈評価方法〉
6点以下：安定，7～12点：中等度不安定，13点以上：不安定性あり(18点満点)
〔大森まいこ，他(編). (2014). 骨転移の診療とリハビリテーション. p.110, 医歯薬出版より引用〕

その他にも，例えば胸椎以下の骨転移がある場合，仙骨周囲の知覚障害がある場合は患者自身が褥瘡による痛みに気づきにくい可能性があるため，仙骨部の褥瘡のリスクと座位時の除圧のポジショニングに注意する．また，特に終末期になると検査をする機会が減っていく．急に増悪する痛みやしびれ，排泄障害などが出現した場合は骨転移の可能性も考え，関連する部位を予測した包括的なアセスメントをすることで必要な検査が実施され，骨転移の早期発見につながることがある．

看護ケアのポイント

リハビリを行っている骨転移患者の看護は，前述のリスク評価や行われている治療の影響などから設定された安静度を踏まえ，リハビリプログラムとリンクして提供される．骨転移の症状や治療とその効果の変化やリハビリの進行具合は個別的であるが，それぞれの骨転移部位に出現しうる症状や治療の効果および有害事象はどのように出現するのか，また治療経過のなかでどの時期にはどのような安静度で，どの程度の活動制限の拡大が図れるか，運動機能はどの程度まで回復するのか(表3-15)[24]など，運動機能の予後も含めた一般的な症状やプログラムやスケジュールを理解しておくことで，その時期に合わせたリスクマネジメントに留意し，患者へのケアプランに活かすことができる．

脊椎転移のリハビリ

骨転移のリハビリについて，まずは脊椎転移の場合の考え方を例に解説する．

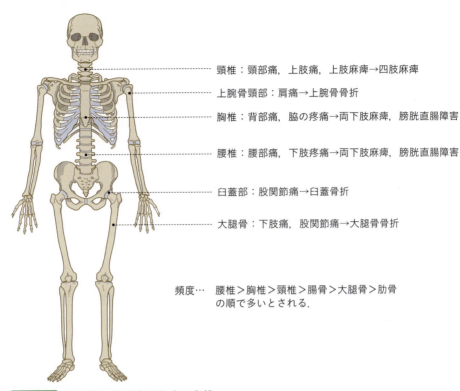

図 3-15 骨転移の好発部位とその症状

〔辻 哲也，他．(編)．(2006)癌のリハビリテーション．p.247，金原出版／高木辰哉．(2012)．転移性骨腫瘍に対する診療戦略とリスク管理．がん看護，17(7)，728-732．をもとに作成〕

表 3-15 よい機能予後が期待できる脊髄圧迫合併患者の因子

1. 治療前に歩行が可能
2. 神経学的所見（しびれ，筋力弱化など）の悪化がゆっくりであった
    - 2週間以上かけて悪化した場合…治療後に歩行可能なのは8割以上
    - 7週間以内で悪化した場合…治療後に歩行可能なのは3割強
3. 手術適応の場合，手術までの期間が短い
    - 手術＋放射線治療のほうが放射線治療単独よりも成績がよい
4. 原発巣のがん種：乳がん，血液がん（リンパ腫や骨髄腫）は予後良好
    （肺がんは予後不良，前立腺がんはその中間）

〔大森まいこ，他(編)．(2014)．骨転移の診療とリハビリテーション．p.116，医歯薬出版をもとに作成〕

◯安静度の評価とADLの向上へ向けたアプローチ

　骨転移巣が小さく，痛みや神経症状がない場合は，放射線治療や薬物療法が行われることが多く，安静度制限はあまりない．リハビリも必要に応じて廃用症候群の予防的介入が行われる程度である．一方，痛みがある場合は，放射線治療が第1選択になる場合が多く，早期に治療が行われると多くの場合生存期間中の麻痺が回避されるといわれている（表3-15）．

　安静度は，脊椎の不安定性が低い場合は痛みが悪化しない程度に制限し，転移巣に負荷

がかからないような動作指導や環境設定などに留意し，活動は食事や排泄，洗面などにとどめてそれ以外は安静臥床を推奨する．痛みが軽減してきたら徐々に耐久性を上げる訓練などを行っていく．

不安定性が高い場合は，最初はギャッチアップ10度程度のベッド上臥床とする．ベッド上安静時は下肢筋力の低下や深部静脈血栓症や褥瘡の予防，高齢者の場合は特に肺炎予防に留意し，体動時は脊椎の捻転に注意して介助し，下肢運動や深呼吸など呼吸リハビリを促したり，食事や清潔や排泄など，臥床したままではしづらい日常生活支援を行う．

一方，生活支援される患者としては，自分の生活スタイルを変えなくてはならないことや，いちいち人に頼まねばならない煩わしさや遠慮など，心身ともに窮屈な思いをする場合もあるであろう．望むような行動が自分でできないことは患者のQOLの低下につながる．そのような患者の気持ちに配慮しつつ，患者が気兼ねなく頼めるようにこちらから声をかけたり，安静度の範囲内で自分でできる活動を一緒に考えたり，身体活動以外で患者のQOLが上がるようなケアを考えることも有用である．

また，気分転換が図れるようにつとめ，少しでも活動制限によるストレスが軽減するようにかかわる．そして骨転移の治療およびリハビリの目標と計画を共有し，安静度を守る意義と安静度が拡大する時期のめやすを伝えることが，患者が目的をもって自主的に安静度を守る意欲につながると考える．

安静度は治療の進行状況や効果に合わせて適切に評価されているかを気にかけ，不要な活動制限が漫然と続かないように注意する．一般的には，痛みがおおむね軽減することが多い放射線治療終了時をめやすに，痛みが軽減されていればカラーやコルセットなどを着用しながら少しずつ安静度を上げる．立位が問題なければ，平行棒や歩行補助具を使用した歩行訓練が行われる．

○ **日常生活での体の動かし方の工夫**

安静度を上げていく過程では，日常生活支援においても血圧や痛みの状態の変化などに注意しながら，具体的な骨転移部に負荷をかけない体動の習得を支援する．例えば，体の横にあるものを取るときに体幹を捻転させない動作や，洗面時はいすに座って洗面台と顔の高さを近くしたり，床の物を拾う際には膝を曲げて腰を曲げないなど，前後屈に注意するよう声かけをしてADLのなかでの体の安全な動かし方の意識化を促す．

コルセットやカラーは，治療による骨硬化がみられる3か月後くらいまで着用する．コルセットを着用の際は，適切な着用方法を学び，鼠径部で大腿外側皮神経がコルセットで圧迫されて神経障害を起こさないように注意する．また，時々患者がコルセットやカラーを骨折への不安から漫然と着用し続けたり，逆に苦しい，きついとの理由から，不安定性が高い時期に着けないことがある．必要な安静度制限が守れないことは，骨折や痛みの増悪のリスクが高まったり，逆に過度な安静により廃用症候群の症状が出現する可能性がある．骨転移巣の評価をしっかり行い，安静度や固定の必要性をきちんと患者に説明することで，患者の安静度へのアドヒアランスが高まると思われるため，看護師もリハビリプログラムの根拠を理解して統一したかかわりをする．また，過度な安静は患者の活動範囲を狭め，QOLの低下をきたしかねないので，継続した安静度の見直しを行っていくことは大切である．

○麻痺がある場合

　麻痺がある患者の場合は，不全麻痺の状態ではまず圧迫の除圧や固定手術が行われることがあるが，予後や全身状態が不良だったり脊椎の不安定性が低い場合は，放射線治療や薬物療法が選択されることがある．不全麻痺の放射線治療や薬物療法の適応例のリハビリにおいては，麻痺の悪化のリスクがあるため安静度制限をすることが多いが，基本的には麻痺のない場合と同様に脊椎の不安定性をめやすに行われる．

　不全麻痺の放射線治療による機能回復の効果は緩徐に現れるため機能予後の予測やゴール設定が難しい．機能回復が見込める場合は入院期間を延長してリハビリを継続したり，退院後の通所や訪問リハビリも検討するが，進行がんで生命予後が限られている場合は，その限られた予後のなかで最大のQOLを目指すことを目標にするため，いたずらに入院を長引かせリハビリにこだわりすぎるのは得策ではない．

　リハビリのゴール設定にあたっては，患者・家族の希望や患者の生命予後（表3-16[25]，表3-17[26]，表2-10，p.70），全身状態や治療状況，疼痛や脊髄圧迫症状のある患者に多い膀胱直腸障害および排泄コントロール状況の評価，自宅退院可能となる場合の自宅での移動方法，介護者のサポート能力をアセスメントして，実際のゴール設定に向けた準備を行う．それらの情報収集やアセスメントにおいて看護師が行えることは多い．

　また，自宅退院が可能である場合は具体的な環境調整や自宅での生活方法のアドバイスをリハビリスタッフと協働して行う．予後が長く予測される場合は，介護者の負担をなるべく軽減し，無理なく介護を継続できることを視野に入れることも必要である．特に看護アプローチとしては，退院後は病状が厳しいなかで入院前とは違う未知の生活環境へ戻る患者・家族の不安に配慮し，付き添っている家族に，実際に自宅で家族が行うであろうさまざまなADL介助を入院中から一緒に行ってみるなど，患者・家族が指導を受けた内容を具体的にイメージし，自宅での生活で主体的に実践することを考えられるように支援する．また，必要に応じてソーシャルワーカーにも相談し，介護保険などを活用した手すりやベッドレンタル，また訪問看護や訪問リハビリなどの社会資源の導入を考慮し，自宅でのサポート体制を強化する．

　完全麻痺の場合は，この時点での機能回復の見込みはほとんどなく，痛みの増悪がなければ，一般的には特に安静度の制限はない．治療は痛みに対する薬物療法で，効果がなければ放射線治療が適応となるが，場合によっては除圧目的の緊急手術が行われることもある．下肢が動かないことによる静脈血栓予防や拘縮予防の運動，非麻痺部の筋力増強練習を行う．自宅退院へのアプローチは基本的には不全麻痺と同様である．

　一般的に"リハビリ"というと，身体能力の回復というイメージをもつ患者が多く，自分が思うように麻痺の回復が期待できないことを認識している場合は，リハビリに目的意識をもてなかったり抑うつ的だったりして消極的な態度をとる人もいる．しかし，リハビリの目的は機能回復だけでなく，残存機能を維持したり，失った機能を残存機能でカバーして新たな生活・活動方法を学ぶために有用である．また，前述の安静度のところでも触れたように，安静に伴う合併症を予防するためにも重要である．

　例えば，麻痺という自発的に動けない状況で，ただ臥床しているだけでは，本来動く体の部分も動かす機会が少なくなり，関節の拘縮や筋肉の萎縮により関節可動域がさらに制

表 3-16 片桐らの予後予測システム

予後因子		スコア
1. 原発巣	**進行がゆっくりながん** ホルモン治療感受性前立腺がん,ホルモン治療感受性乳がん,悪性リンパ腫,多発性骨髄腫,甲状腺がん	0
	進行が中程度の速さのがん 分子標的薬治療使用肺がん,ホルモン治療抵抗性乳がん,ホルモン治療抵抗性前立腺がん,腎がん,子宮体がん,卵巣がん,肉腫,二重がん	2
	進行が速いがん 分子標的薬非使用肺がん,大腸直腸がん,胃がん,膵がん,頭頸部がん,食道がん,胆嚢がん,肝がん,その他泌尿器がん,悪性黒色腫,原発不明がん,その他	3
2. 内臓または脳転移	なし	0
	結節性転移	1
	播種性転移	2
3. 血液検査異常	異常なし(normal)	0
	異常あり(abnormal) (LDH > 250 IU/L,CRP > 0.3 mg/dL,アルブミン ≦ 3.6 g/dL のうちいずれか)	1
	危険なレベル(critical) (アルブミン補正血清カルシウム値 ≧ 10.3 mg/dL,総ビリルビン値 ≧ 1.4 mg/dL,血小板数 ≦ 100,000/μL のうちいずれか)	2
4. Performance Status 3〜4		1
5. 過去の化学療法歴あり		1
6. 多発性骨転移あり		1
合計		10

スコアを3群に分類した生存率			
	生存率(%)		
スコア合計	6か月	12か月	24か月
① 0〜3点	98	91	77
② 4〜6点	74	50	28
③ 7〜10点	27	6	2

〔片桐浩久,他.(2013).転移性骨腫瘍の予後因子と予後予測システム—単一施設における808例の解析結果.臨床整形外科,48(7),649-655.より引用改変〕

限されたり,動かすことに伴う痛みが増したりなどして,さらに動けなくなるという悪循環に陥る.具体的には下肢麻痺で車いすに乗るにしても,何もしなければ尖足になり,車いすに乗る姿勢がとれなくなったり,上肢の関節可動域が狭まり,食事で口元までスプーンをもっていけなくなったりすることもある.また,がん患者は血栓が生じやすいという特性があるが,安静にして血流が停滞することにより,特に深部静脈血栓ができやすくなり,脳梗塞や肺塞栓や浮腫が生じる原因となったり,安静により胸郭の動きが制限されたり臥床時間が長くなると,肺炎を生じやすくなる.

表 3-17 脊椎圧迫を合併した患者における予後 2 か月以内の予測スコア

ECOG-PS		ほかの骨への転移	
2	0	なり	1
3〜4	4	あり	3
がんの種類		内臓転移	
乳がん	1	なし	1
前立腺がん	2	あり	4
骨髄腫/リンパ腫	1	がん治療からの MESCC 診断までの期間	
肺がん	3	15 か月以下	3
その他のがん	3	15 か月より長い	1
放射線治療前の歩行状態		運動障害進行の期間	
歩行不可	4	1〜7 日	4
歩行可	1	8 日以上	1

評価方法:24 点以上では予後 2 か月以下が 99.8%
MESCC:metastatic epidural spinal cord compression(転移性硬膜外脊髄圧迫)
〔大森まいこ,他(編).(2014).骨転移の診療とリハビリテーション.p.115,医歯学出版より引用〕

麻痺のある患者のリハビリには,このようながん以外のイベントで ADL が低下したり致命的になることをできるだけ減らすことも期待できる.麻痺の患者に対しては,麻痺があるなかでのリハビリの意義を説明し,目的を共有することが大切である.

○ **手術後のリハビリ**

術後リハビリの特徴は,がんによる深部静脈血栓のリスクが高いこと,脳血管障害の術後リハビリなどと異なり手術をしても原病自体の完治は困難な進行がん患者の全身状態をふまえたゴール設定とリハビリプログラムの変更,がんという疾患の管理をしながらのリハビリが必要なことである.そのため,リハビリ目的の転院ができないなかで退院調整を視野に入れたかかわりをふまえてケアを行っていく.術後のリハビリプログラムは,一般的に術後翌日からギャッチアップを行い,3 日目から装具をつけて車いす移乗し,筋力の評価をしながら補助具を使用し活動性を上げていく[27].

がん患者の看護においては,がん患者は血栓が生じやすいという特性をふまえたアセスメントが必要であるが,骨転移のリハビリにおいては特に,安静という条件のもと深部静脈血栓のリスクが高くなる.そのため血栓予防に下肢の弾性ストッキングを着用して,安静度に応じた下肢の運動を行い,下肢の血流を促すことが多い.しかし,万が一血栓が生じた場合は,血栓が肺や脳などに飛ばないようにかえって活動が制限される.そのため血栓の早期発見が重要であり,下肢の急な痛みの出現,片方の下肢と比較して皮膚温度の低下や皮膚の血色の悪化などの血栓の徴候がみられたらすぐに医師に報告し,血栓の有無の検査を行うように調整する.

■ **脊椎転移以外のリハビリ**

長管骨や骨盤の骨転移のリハビリにおいては,まず,病的骨折や疼痛悪化のリスク評価

を行う．そして骨転移部位の荷重や，捻転・回旋力が生じるような動作をさけリスクを軽減するような動作指導を行い，また装具の装着や歩行補助具，自助具などを使用したり，家屋の改修も含めた環境調整を検討する．痛みがある転移巣の患肢は疼痛の範囲内で自動運動をしてもらったり，患肢以外の筋力増強や耐久性の向上につとめる[28]．

放射線治療，薬物療法などの骨転移への治療の効果や全身状態をみて，安静度を評価し，活動範囲を拡大していくよう留意する．こうした痛みや骨折のリスクマネジメントをしながら新しい生活スタイルを獲得していけるように支援するケアは，脊椎転移のリハビリにおけるケアと同様である．

また，骨転移患者のリハビリにおいては，安静度による活動制限がせん妄の誘発因子となり得る．高カルシウム血症や高齢や痛みによってそのリスクはより高まり，せん妄が生じると安静度も守れなくなるため，せん妄に留意する視点も重要である．

リハビリにおける継続看護

骨転移の治療目的で入院した患者は，一般的に治療が終了し，必要なリハビリがある程度進んで在宅療養の準備が進んだら退院となる．しかし，薬物療法や放射線治療の場合，骨硬化までは数か月かかるため，外来で継続して骨転移のリスク評価や安静度の拡大の検討が行われていく必要がある．そうした継続的なかかわりが途絶えないように，病棟看護師は整形外科受診やリハビリ通院の予約の必要性を確認したり，外来看護師や訪問看護師などと連携し，患者や家族が自宅でも指導された動作を日常生活に取り入れてうまくやれているかを継続してアセスメントし支援していく．

外来での注意点

現在では原疾患に対するがん薬物療法の進歩は目覚ましく，がん種にもよるが，進行がんであっても生命予後は少しずつ延長する傾向にある．外来ではしばしば，骨転移の治療とリハビリ目的で入院し，退院後長期にわたって外来で化学療法を受けている患者に出会う．そのような患者のなかには，例えば脊椎転移の治療後半年以上経過して痛みもほとんどなく抗がん剤が効いて体調よく過ごしている患者が，主治医の外来診察時もゆっくりだが歩行して診察室に入ってくるようになったが，実はいまだコルセットを着けており，診察室の前までは車いすを利用しているということがある．本来なら治療後半年以上経つ状況では痛みと骨硬化の評価を行い，コルセットの中止や歩行時間の拡大などが検討されるべきだが，実際は退院時の安静度とほぼ変わらない活動制限のなかで生活をし続けていたという場面に遭遇する．そのような生活ではせっかく化学療法の効果があり体調がよくても，活動範囲がせばめられ，QOLの低下につながる．こういったケースでは，何らかの拍子で整形外科の受診が途切れてしまっていることが多かったり，患者や家族の骨折への不安が強く過度の安静をとっていることがある．外来では入院中と異なり，医療者は一人ひとりの患者に接する時間が少なく，またなかなか多職種で集まるなどの連携が難しい．外来ではそのときに行っている治療のケアで精いっぱいなことが多いが，生活支援者である看護師は，骨転移患者のリハビリは生活のなかで継続されていくことを意識してアセスメントし，患者の状況に合わせて介入が必要なケアと職種間の連携を意識的に調整できるとよい．

また，コルセットを長期着用している場合，やせたり太ったりしていつの間にか体型に合わなくなって褥瘡ができたり，適切に固定されていない場合もある．外来では衣服を着ており，コルセットが外見からは見えない場合もあるので，骨転移の患者をフォローする場合は，コルセットの着用の状況や皮膚の状態などを確認することも必要である．

精神面へのケア

さまざまな喪失を体験していることが多い患者にとって，患者の残存能力を伸ばすという前向きな側面が強いリハビリを行うことそのものが，患者の精神的な支えになることを目の当たりにすることが多い．しかしながら，悲嘆が強いときは気力もなく，リハビリへの意欲も低下したり，リハビリをすることで今までのようにできない自分に直面し，リハビリ自体が苦痛になることもあるだろう．たとえば，麻痺のある患者などではリハビリをしてもなかなか本人の思うような運動機能の回復がみられず苛立ちや怒りを表出したりすることもある．そのような患者の精神心理状態をアセスメントし，リハビリのタイミングやプログラムの調整，達成感が得られるような目標設定の再検討についてチームメンバーで相談していくことも大切なケアである．また，臨床心理士や精神科医の介入の必要性をアセスメントし，十分なメンタルケアが受けられるように支援する．

引用文献

1) 国立がん研究センターがん対策情報センター．（2013）．がん情報サービス：がんの療養とリハビリテーション．
 http://ganjoho.jp/public/dia_tre/rehabilitation/reha01.html(2015年1月13日検索)
2) Association of Rehabilitation Nurses Position on Rehabilitation with Cancer: Oncology Nursing Society.
 http://www.rehabnurse.org/uploads/files/ps_cancer2012.pdf（検索日2015年1月13日）
3) Cancer.net.
 http://www.cancer.net/survivorship/follow-care-after-cancer-treatment/rehabilitation
 （検索日2015年1月13日）
4) Michael K, Wilson D.（2010）. 49 Rehabilitation and Palliative Care. Ferrell BR, Coyle N (eds), Oxford Textbook of Palliative Nursing(3rd Ed.), pp.935-948, Oxford University Press.
5) 大森まいこ，辻 哲也，高木辰哉(編)．（2014）．骨転移の診療とリハビリテーション．pp.196-199，医歯薬出版．
6) 前掲書5)，p.89.
7) 阿部能成．（2011）．4. 進行がん患者の基本動作，歩行・移動障害へのアプローチ．辻哲也（編），がんのリハビリテーションマニュアル—周術期から緩和ケアまで，p.284，医学書院．
8) 辻 哲也．（2009）．悪性腫瘍（がん）．千野直一(編)，現代リハビリテーション医学 第3版，pp.494-504，金原出版．
9) Sureda A, Isla D, Cózar JM, Ruiz M, Domine M, Margelí M, Adrover E, Ramos M, Pastor M, Martín A, Llombart A, Massuti B, Muñoz M, Barnadas A, Fernández J, Colomer R, Allepuz C, Gilabert M, Badia X.(2007). Final development and validation of the BOMET-QoL questionnaire for assessing quality of life in patients with malignant bone disease due to neoplasia. J Med Econ,10(1), 27-39.
10) Broom R, Du H, Clemons M, Eton D, Dranitsaris G, Simmons C, Ooi W, Cella D.（2009）. Switching breast cancer patients with progressive bone metastases to third-generations bisphosphonates: measuring impact using the Functional Assessment of Cancer Therapy-

Bone Pain. J Pain Symptom Manage, 38(2), 244-257.
11) Chow E, Hird A, Velikova G, Johnson C, Dewolf L, Bezjak A, Wu J, Shafiq J, Sezer O, Kardamakis D, Linden Yv, Ma B, Castro M, Arnalot PF, Ahmedzai S, Clemons M, Hoskin P, Yee A, Brundage M, Bottomley A; EORTC Quality of Life Group; Collaboration for Cancer Outcomes Research and Evaluation. (2009). The European Organization for Research and Treatment of Cancer Quality of Life Questionnaire for patients with bone metastases: the EORTC QLQ-BM22. Eur J Cancer, 45(7), 1146-1152.
12) 佐藤威文, 小林国彦, 堀 泰祐, 飯田真介, 佐藤 温, 石黒 洋, Chow E, 下妻晃二郎. (2010). 骨転移がん患者に対するEORTC QOL調査モジュール―EORTC QLQ-BM22日本語版の開発. 癌と化学療法, 37(8), 1507-1512.
13) 前掲書5), pp.103-106.
14) 前掲書5), pp.97-102.
15) Frankel HL, Hancock DO, Hyslop G, Melzak J, Michaelis LS, Ungar GH, Vernon JD, Walsh JJ. (1969). The value of postural reduction in the initial management of closed injuries of the spine with paraplegia and tetraplegia. part I. Paraplegia. 7(3), 179-192.
16) 辻 哲也, 里宇明元, 木村彰男(編). (2006). 癌のリハビリテーション. p.86, 金原出版.
17) 国立がん研究センター内科レジデント(編). (2013). がん診療レジデントマニュアル第6版. p.20, 医学書院.
18) 辻 哲也(編). (2011). がんのリハビリテーションマニュアル―周術期から緩和ケアまで. p.323, 医学書院.
19) 前掲書5), p.216.
20) 日本緩和医療学会緩和医療ガイドライン作成委員会(編). (2014). がん疼痛の薬物療法に関するガイドライン2014年版. 金原出版.
21) 前掲書5), p.110.
22) 前掲書16), p.247.
23) 高木辰哉. (2012). 転移性骨腫瘍に対する診療戦略とリスク管理. 特集 がん患者のリハビリテーションとリスク管理, がん看護, 7(17), 728-732.
24) 前掲書5), p.116.
25) 片桐浩久, 岡田理恵子, 高木辰哉, 高橋 満, 村田秀樹, 和佐潤志, 保坂聖一, 若井建志, 西村哲夫, 朝倉浩文, 原田英幸, 小川洋史. (2013). 転移性骨腫瘍の予後因子と予後予測システム―単一施設における808例の解析結果. 臨床整形外科, 48(7), 649-655.
26) 前掲書5), p.115.
27) 前掲書5), pp.118-125.
28) 前掲書5), pp.126-133.

(風間 郁子)

第 4 章

がん種からみる骨転移の経過とケア

1 長期経過をたどるなかでの再発・転移
―乳がんからの骨転移

　乳がんは長期経過をたどるタイプのがんであり，再発乳がんに対する治療は化学療法，内分泌療法，放射線治療，骨転移に対するビスホスホネート製剤など多岐にわたる．これらの治療は乳がんの再発・進行による症状緩和と延命を目的に行われ，乳がん患者はQOLを維持し，長期に生存することが可能となる．しかし，がんの骨転移や進行・再発による症状，治療による副作用や合併症は，乳がん患者や家族にとって全人的苦痛をともなう．

　乳がんを抱える女性は，これらのさまざまな症状を抱えながらも，家事や育児，仕事など日々の生活を送るため症状に対処し続けなければならない．看護師は，骨転移による症状を含め，乳がん女性を多側面でアセスメントし，各病期における個々のニーズに沿ったケアを提供する必要がある．

症例

Aさん　40歳代，女性．
診断名：乳がん，多発性骨転移，肝転移
既往歴：なし
家族構成：夫，小学生，中学生の子どもの4人暮らし
職業：パート勤務（現在休職中）

■骨転移の診断が出るまで

　5年前，検診にて左乳房腫瘤を指摘され当院受診．精査の結果，左乳がんと診断された．術前化学療法としてCEF（シクロホスファミド＋エピルビシン＋フルオロウラシル）4サイクル→ドセタキセル4サイクル施行後，左乳房切除術＋再建術（T2N0(0/2) 浸潤がん　NG(1)，ER(8)，PgR(8)，HER2(1)）を行った後，外来にてホルモン療法〔ゴセレリン（ゾラデックス®）＋タモキシフェン（ノルバデックス®）〕を受けていた．

■骨転移痛の出現…［経過1］

　乳がん手術後2年目より左足付け根の痛みを自覚し，検査にて多発性骨転移（骨盤骨，両側大腿骨）の診断を受け，パクリタキセル（タキソール®），ゾレドロン酸（ゾメタ®），アセトアミノフェン（カロナール®）の定期内服が開始となった．

　左大腿部の屈曲で股関節に数値的評価スケール（Numeric Rating Scale：NRS）6-7の痛みがあり，階段を上る際に痛みが強くなるため，外出を控えるようになったと話されていた．カロナール®の定期内服を開始して，左足の付け根の痛みはNRS 3程度にコントロールされ，これまでどおり外出もできるようになり，安堵されている様子であった．

■がんの広がりによる骨転移痛の増強…［経過2］

　さらに1年後（乳がん術後3年目），骨転移の増大を認め，右乳房転移，多発性肝転移が出現し，エリブリン（ハラヴェン®）が開始となる．

左大腿に感覚麻痺，足背にしびれるような痛みがみられるようになり，安静時 NRS 5 と痛みが強くなったためパートの仕事を辞めることとなった．

オキシコドン徐放剤（オキシコンチン®）10 mg とレスキューとしてオキシコドン速放（オキノーム®散）2.5 mg が処方となるが，「吐き気がでたり，中毒になったりするのが心配です」と内服に対してやや抵抗感がみられ，痛みが強い際も積極的に内服をしていない様子だった．

生活面では子育て，仕事への復職を考えると焦りや不安があると話されていた．

■ 骨転移による症状の慢性化…［経過 3］

半年後に CT にて多発性肝転移の増大が認められ，カペシタビン（ゼローダ®）へ変更になった．左大腿の感覚麻痺は増強がなく，オキシコンチン®1 日 10 mg，レスキューオキノーム® 2.5 mg を 1 日 3〜4 回使用し，NRS 2 の痛みが持続している．歩行は安定しているが長時間歩くと足の疲労感が強い．しかしながら，家事や身の回りのことはできているということである．

今後の病状の進行も予測され，医療従事者のカンファレンスでディスカッションを行った結果，A さんへ緩和ケアとの併診を紹介することとなった．

症例の呈示にあたっては倫理的配慮として，対象者が特定されることのないよう，経過，内容の再構成を行っている．

経過 1　骨転移痛の出現（痛みのマネジメントのためのアプローチ開始）

■ 医師の考察

ホルモン受容体陽性の乳がん患者が術後 2 年のホルモン剤による術後補助療法期間中に多発性骨転移で再発してきた場合，治療計画を組み立てる際の検討事項は以下になる．

①疼痛や機能障害の評価
②薬物治療の選択
- ホルモン剤の変更で対応可能か，抗がん剤の適応か
- 骨転移に対するビスホスホネート剤，もしくはデノスマブの開始
- 疼痛緩和薬の開始：非ステロイド性消炎鎮痛薬（NSAIDs）とオピオイド

③骨転移に対する局所治療（手術や放射線治療）の必要性の有無

つまり，その時点での臨床的診断を正確に行い（①），そのアセスメントに基づいた適切な治療介入（②±③）を行うことになる．本症例の場合，痛みがかなり強く，歩行困難をきたしていた．また，骨転移も広範囲にわたり，骨折を起こした場合さらに重度な機能障害をきたす可能性があった．

治療薬としては，ホルモン剤治療期間中の再発であり，臨床症状も強かったため，ホルモン剤を変更するよりも，抗がん剤による効果が期待できると考えられた．また，骨折の危険性はあったが，荷重のかかる大腿骨頸部は比較的保たれており，観血的固定術の適応はないと判断した．そこで，抗がん剤治療を先行し，放射線治療の適応は経過を診て判断することとした．

看護のポイント

痛みのアセスメント

Aさんはこの時期左足付け根の痛みを自覚し，検査の結果多発性骨転移(骨盤骨，両側大腿骨)の所見が認められている．痛みは足の付け根に限局されており，乳がんの骨転移により生じる体性痛であるとアセスメントされる．Aさんは仕事をもち，子育ての時期にある40歳代の女性である．階段を上る際に痛みの増強があるため外出を控えるという痛みによる日常活動への影響は，Aさんが仕事や家事を行うことの制限にもつながっていると予測された．

ペインマネジメントの導入に向けて

日常生活に影響する痛みを抱えるAさんに対して，痛みの緩和を図り，社会や家庭での活動を継続できるための介入が必要であると判断した．この時期は，痛みのマネジメントのためのアプローチを導入として，Aさんへ痛みのアセスメントを行い，痛みや鎮痛薬の使用方法についてパンフレットを用いて説明を行った．

痛みに関する患者教育の効果としては，痛みの強さが改善する[1]，痛みについての知識が向上する，痛みを我慢することや中毒・副作用の心配が減少する効果[2]も報告されている．Aさん自身ががんの痛みを理解し，正確に鎮痛薬を使用することができることで，"自分で痛みのコントロールができた"という自信につながり，自己効力感(self-efficacy)を高めることにつながると考えられる．そのため，Aさんの症状に注意を払い，不安や疑問がないか確認をしながら，薬剤に対する説明は一度だけでなく，繰り返し行うようにした．

使用薬剤の管理

経過1の段階で使用されているカロナール®は，WHOの三段階除痛ラダー(図2-3，p.47)における第1段階で使用されるアセトアミノフェンの製剤である[3]．本剤により重篤な肝障害が発現するおそれがあることに注意が必要とされている[4]．

また，カロナール開始時期と同じくして，乳がんの転移に対しパクリタキセル(タキソール®)による化学療法が開始となっている．パクリタキセルの副作用として，脱毛のほか，骨髄抑制，肝機能障害がみられるため[5]，Aさんの血液検査の確認や，全身状態に注意しながらケアを行うこととした．

ゾレドロン酸(ゾメタ®)はビスホスホネート製剤であるが，顎骨壊死や顎骨骨髄炎が副作用として報告されている[6]．そのため，治療開始前に必ず歯や歯科治療の状況を確認し，歯の痛みがある場合や，抜歯などの処置を受ける際には連絡するよう説明した．

症状経過の評価

Aさんの外来受診時には，痛みの部位や，ペインスケールでの痛みの強度を看護師が問診し，カルテに記録していた(図4-1)．

```
( 月 日) 氏名：_____ 様 年齢：____ 担当 Ns：____ エリア(チェア番号)：_____
```

本日オンコロジーセンターで治療を受けられる方へ，下記問診票へご記入ください

Q1 本日の体調はいかがですか。
☐ 良い　　　☐ 普通　　　☐ 悪い　　　☐ 非常に悪い

Q2 前回の投薬から本日までに起こったことにチェックを付けてください

☐ からだのどこかに痛みがあった
部位 _____　　いつから _____　　どんな _____
頻度 _____
つよさ _____　　0　1　2　3　4　5　6　7　8　9　10
　　　　　　　　　　なし　　　　　　　　　　　　　最悪の痛み

☐ 38度以上の発熱があった
　　いつからですか？ _____　最高何度まで上がりましたか？ _____ 度

☐ 1週間以上続く咳があった

☐ 歯や歯茎が痛くなったり，歯茎から出血したりすることがあった

☐ 急にむくみが出てきた

☐ 吐き気が強く，まともに食事がとれない期間が1週間以上続いた

☐ 不正出血があった(女性のみ)

☐ 手足のしびれが強く，日常生活がまともに送れなかった

☐ 持続する頭痛やめまいがあった

☐ 皮膚に発疹やかゆみが出た

☐ 特に上記の症状なし

※ その他，新しく出た症状や相談ごとがあればご記入ください
[　　　　　　　　　　　　　　　　　　　　　　　　　　　　　　　]

-------- 下記は記載しないでください --------

【オンコロジーセンター患者情報伝達票】

Dr. _____　診察　　予定治療　　Neo ／ Adj ／ M _____
本日の検査　☐ 採血・採尿　☐ 時間予約検査 _____
診察　　　　☐ 注射前　　　☐ ベッドサイド　　　　　☐ 注射後
○バイタルサイン　血圧(/)　体温 ___℃ 脈拍 ___ 呼吸 ___ SpO2 ___%
○処方　☐ 定期処方あり（　　　　　　　　　　　　　　　　　　　）
　　　　☐ 臨時処方あり（　　　　　　　　　　　　　　　　　　　）
　　　　☐ なし
○再診予約　☐ ナース取得済み（　　　　　　　）　☐ Drへ依頼
○その他 _____

図 4-1 聖路加国際病院で使用している問診用紙

　ペインスケールを用いることで，看護師の介入の動機付けとなり適切なペインマネジメントが促進される[7]，患者の痛みのアセスメントに効果的である[8]とされている．このように痛みの強さを経過的にみることで，ペインマネジメントの評価につながり，また，スケールを使用し客観的な評価をすることにより，医師や薬剤師，看護スタッフ同士が共通の認識をもつこともできる．

痛みの増強因子，鎮痛剤の使用頻度，痛みによる日常生活への影響など，多面的にAさんの痛みの評価を行い，カルテに残すことで，継続的な痛みの評価，症状に合わせたペインマネジメントにつながるようにした．

経過2　がんの広がりによる骨転移痛の増強

医師の考察

再発転移がんとして抗がん剤による治療を開始し，約1年間症状が安定し，生活，仕事を続けることができた．しかし，病勢の進行に伴い，痛みの悪化と新たな転移の出現で抗がん剤の変更を行った．鎮痛薬も痛みの程度に合わせて調整する必要がある．痛みのマネジメントとしてはその度合い(スケール)からするとオピオイドによる緩和が望ましいと考えられた．オピオイドの副作用対策としては，緩下剤や制吐剤の処方と服薬指導が重要である．神経障害性疼痛も加わっているため，プレガバリン(リリカ®)の追加を検討したが，患者は服薬に抵抗があり，断念した．

病状が進行し，精神的にもストレスが増し，不安などの症状が出ている．がん治療医や看護師によるカウンセリングのみでなく，可能であれば，精神腫瘍科医による加療を検討すべきである．

看護のポイント

痛みのアセスメント

経過2において，Aさんに右乳房転移，多発性肝転移，骨転移の増大が起きている．図4-2の皮膚神経分布図(デルマトーム)上で確認される左大腿に感覚麻痺，足背にしびれという症状は，骨転移が認められるL3およびL5の症状として一致しており，これらの症状は骨転移によるものと考えられる．骨転移の増大に伴い安静時に持続する痛みに対して，WHO除痛ラダーに従い，オピオイド導入の時期である．

Aさんはこの時期，パートの仕事を辞めている．痛みが身体的な問題だけでなく社会生活にも影響しており，Aさんを全人的な視点でアセスメントし，ペインマネジメントを図ることをめざした．

オピオイドの内服管理の指導

Aさんの痛みをコントロールするために処方されているオキシコンチン®はWHO除痛ラダーにおける第3段階で使用される強オピオイドで，1日2回内服の徐放性製剤である．オキシコンチンは血中濃度を一定に保つ必要があるため，決められた一定時間ごとの服用が必要となる[3]．Aさんに内服時間を決める必要性を説明し，普段の生活にどのように服薬時間を組み込むか，話し合っていくこととした．

オキノーム®はオキシコンチン服用中のレスキューとして使用され，効果発現時間は12分と短い[3]．Aさんの痛みは大腿，足背にみられているため，おそらく歩行などの体動が

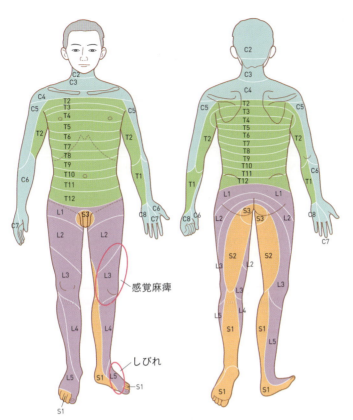

図 4-2 経過 2 における A さんの痛み症状の部位

痛みを増強すると予測された．A さんが生活行動に合わせたレスキューの使用ができるよう，A さんが普段どのような生活をしているのか，どんな動作のときに痛みが強くなるのかなど痛みの増強因子を確認しながら，増強する活動の前にレスキューを使用することを勧めていった．

オピオイドによる副作用マネジメント

がんによる痛みのマネジメントでオピオイドを使用する場合は，副作用マネジメントが鍵となる．副作用に効果的な対処をすることが好ましい結果とつながる[9]．A さんは医療用麻薬に対して不安を抱いているため，副作用が強くなることで不快感を体験し，そのあとの内服の継続に対する抵抗感をさらに強めると考えられた．

A さんは通院治療を受けているため，副作用を経験するのは自宅である．そのためオピオイド導入のこの時期の指導として，レスキューの使い方，予防的に副作用対策をとること，副作用症状が出現した際に症状に応じた対処ができるようパンフレット（図 4-3，図 4-4）を用いて A さんへ説明を行った．

オピオイドによる嘔吐作用は，オピオイドの使用をはじめて 2 週間以内に耐性が生じやすく，適量使用ができるようになれば消失すると考えられている[10]．

経過 2 の時点では，乳がん再発進行に対しエリブリン（ハラヴェン®）が開始となっている．エリブリンの副作用として 42％に悪心がみられる[11]．そのため，A さんの悪心・嘔

```
<<  下剤の使い方  >>

★緩下剤(ミルマグ,酸化マグネシウム)
 ・便を軟らかくする薬です.
 ・便の中に水分を引き込み軟らかくするものですので,水分を多めに取っ
  たほうが効果的です.無理のない範囲で結構です.
 ・便が固い時には1日4～6錠(包)に増やすこともできます.
★大腸刺激性下剤(ラキソベロン液,プルゼニド)
 ・腸を動かして便を出しやすくする薬です.
 ・就寝時に服用すると翌朝に効果がでるようになっています.
 ・最初は3～5滴(1錠)程度から始めて下さい.
 ・排便がない日は3～5滴(1錠)ずつ増やして下さい.使用量に上限はあり
  ません.
 ・2～3日に1回は排便があるように調節して下さい.
 ・下痢気味のときは下痢をする前の量に戻して下さい.ただし,水様便の
  場合にはその日は飲まないで,翌日,前回の半分程度から再開して下さ
  い.

*医療用麻薬を使用中の場合には,特に便秘になりやすくなります.下剤を
 やめるとすぐに便秘になってしまいますので,多少の下痢であっても下剤
 を積極的に使用することをお勧めします.
```

図 4-3 オピオイド開始時の副作用対策パンフレット(聖路加国際病院)

```
★★  レスキューの使い方  ★★★
       (リン酸コデイン・オキノーム散・オプソ・塩酸モルヒネ)

・レスキューは即効性のお薬ですので,10分～30分で効果が得られるお薬です.
・定時のお薬は時間を変えず決まった時間に服用して下さい.
・痛み(息苦しさ・咳)が出た時にはいつでもレスキューを服用して下さい.
・レスキューは1時間あければ何度服用しても構いません.使用回数の制限もありませんので,我慢
 せず積極的に使用して下さい.
・なお,3回以上連続して使用する場合,レスキューの効果が感じられない場合は,よりよい方法を
 検討しますので一度ご相談下さい.
```

図 4-4 オピオイド開始時のレスキューの使い方説明用紙(聖路加国際病院)

吐症状を観察し,症状を増強させないように制吐薬使用を指導していくこととした.

オピオイド内服に対する不安への対応

　医療用麻薬に対して,一般的に悪いイメージをもたれることがある.Aさんも,経過2の時点で「吐き気がでたり,中毒になるのが心配です」と内服に対して心配があることを話されている.

　医師より医療用麻薬を勧められたときに,使用を一度は断ったことがある患者は約40%であると報告されている[12].またオピオイド使用の拒否は「死の恐怖」や「最後の手段としてのモルヒネ」と関連しており,モルヒネを「死に向かう過程を安楽に過ごすため

> **《　医療用麻薬を服用する方へ　》**
>
> ★医療用麻薬について
> 　医療用麻薬は痛みを緩和するためによく使われる薬です．昔はモルヒネなどの麻薬は恐い薬と思われていましたが，痛みを取るために必要な量を医療用で使う分には安全で有効な薬剤です．医療用麻薬を使ったからといって寿命が縮まったり，意識状態が悪くなるということはありません．また，早くから始めても効かなくなったり癖になることもありません．必要なくなれば指示に従ってやめることもできます．
> 　痛みを我慢することは身体にとってストレスになり，体力を消耗したり，免疫力を下げることにつながるため，痛みを我慢せず積極的に鎮痛薬を使用して快適な生活を目指しましょう．
>
> ★下剤について（□ミルマグ　□酸化マグネシウム　□ラキソベロン液）
> 　医療用麻薬には便秘作用があります．便秘が続くと食欲が低下したり，嘔気が出ることがありますので，医療用麻薬を使用している間は下剤を積極的に使って排便コントロールをして下さい．下剤の使い方については別紙をご参照下さい．
>
> ★嘔気止めについて（□ノバミン　□セレネース）
> 　医療用麻薬で嘔気が出る場合がありますが，これは胃に負担をかけているためではありません．1〜2週間程度で消失してきますので，それまでの間は予防的に嘔気止めを飲んでいただきます．
>
> ★眠気について
> 　開始当初や増量直後に眠気が出ることがあります．これは数日で消失してきますが，眠気が強い時には薬の調整が必要になりますのでお申し出下さい．
>
> ★その他の注意事項
> ・徐放性製剤（MSコンチン，オキシコンチン）は，ゆっくりと効果がでてくるようにコーティングされています．割ったり噛んだりすると徐放性がなくなり，急激に効果が出てきてしまいます．<u>絶対に割ったり噛んだりしないで下さい．</u>
> ・血中の濃度を一定に保ち痛みを持続的に取るために，食後ではなく<u>決められた時間に服用する</u>ようにして下さい．多少の時間のずれ（1時間程度）は大丈夫です．
> ・痛みが出てきた時には，これらの薬の時間を早めて服用するのではなく，レスキュー（別紙参照）を使用して下さい．なお，レスキューを服用した後であっても定時薬はそのまま服用して大丈夫です．
> ・オキシコンチンでは，まれに錠剤がそのままの形状で便中に排泄されることがありますが，これは"ぬけ殻"だけで錠剤中の成分はきちんと吸収されていますのでご安心下さい．

図 4-5 聖路加国際病院で使用している問診用紙

だけの手段」と感じていることが明らかになっている[13]．さらにホスピスに入院した患者を対象としたカルテレビューの調査では，オピオイドを増量することで生存期間の中央値に有意な差はみられなかった[14]．

　そのため，Aさんへの対応として，Aさんの不安に理解を示しながら単に内服方法を伝えるだけでなく，なぜオピオイドの服用をしなければならないのかという目的を伝え，痛みを我慢することのデメリットと，痛みのマネジメントを図ることのメリットに着目し説明をすることとした（**図 4-5**）．

子育て，仕事への復職への不安に対するケア

　Aさんは40歳代で，子育て世代の女性である．子育て世代の乳がん女性にとって，自

分自身の体調の悪化は予後への見通しが立たず，"自分のがんがこのまま悪化したら，子どもたちはどうなるのだろうか"と不安感を強めるのは当然のことだと考えられる．

乳がんと診断された親をもつ16名の8〜12歳の子どもを対象にしたインタビュー調査では，「母が死んでしまうのではないか」「混乱する」「よくないことが起きるのではないか」というさまざまな心配事を抱えていることが報告されている[15]．Aさんの子どもたちは小学生，中学生の未成年であり，親であるAさんが痛みを訴え，仕事をやめるに至っている状況は，心理面，生活面において少なからず影響を与えていると予測された．そのため，Aさんの骨転移による痛みの緩和を図ると同時に，Aさんが療養することにおいて，家族が抱える問題がないかを確認することとした．家族の状況を聞くことは立ち入った内容になることもあるため，個別の面談室を用意するなどプライバシーを確保するように工夫した．

また，がんが進行する不安を抱えるなかで，Aさんがどのように子どもと接するか，子ども自身は親ががんであることによるストレスにどのように対処するかなど，Aさんや子どものコミュニケーションに関する相談窓口として，専門スタッフであるチャイルド・ライフ・スペシャリスト(CLS)を紹介した．CLSは，医療環境での子どもや家族に，心理・社会的な支援を行う専門職である．

Aさんは，乳がんの骨転移による痛みを経験し，症状の悪化への不安や見通しの立たなさに対峙している最中である．そのなかで抱えるさまざまな心理的ストレスへの対処を医療的にサポートできるよう，精神腫瘍科の紹介も行った．

経過3 骨転移による症状の慢性化

医師の考察

治療変更後に前回治療よりも短い期間で病勢が進行しており，今後の抗がん剤治療の可能性を患者や家族と相談すべき時期である．経過2の時点にも増して，精神的サポートの必要な時期であり，緩和ケア科や精神腫瘍科の介入が必要である．

痛みに関しては，オピオイドの調整で対応できているが，コントロールが困難な場合は放射線治療が考慮される．

看護のポイント

痛みの評価

経過3の時点で，Aさんは乳がんが再発してから長期間が経過しているなかで，肝転移が認められている．骨転移による痛みを抱えるなかで新たな転移が示されたという事実は，Aさんにとって脅威となる出来事になったのではないかと考えられる．再発や転移は，がんと初めて診断されたときと違い，がんの進行や死への恐れを抱く時期でもある．

骨転移による痛みは，オキシコドン(オキシコンチン®およびオキノーム®)の使用で家事などを行える程度にコントロールされている様子であるが，肝転移の増大も認められている

ことから今後も骨転移の増悪，ついで痛みの増強の可能性もあり，引き続き痛みのアセスメント，使用薬剤による除痛評価も行う必要がある．

全身治療として新たに開始されるカペシタビン(ゼローダ®)は，起こりやすい副作用として悪心・食欲不振，下痢などの消化器症状があるほか，手足症候群と呼ばれる手掌や足底の痛みや知覚不全，有痛性の紅斑や腫脹などの症状がみられる場合がある[16]．これらの症状について十分に観察を行い，症状に応じた対応をしていく．Aさんは骨転移による症状として左足の痛みがみられている．Aさんの骨転移は腰椎，大腿骨，骨盤骨など体重や移動により荷重がかかる部位でもあり，骨折のリスクは高い．骨転移やカペシタビンの副作用などの複合的な症状が原因となり，活動の低下や転倒のリスクが起きてくる．Aさんには，カペシタビンによる副作用をあらかじめ説明し，転倒や怪我には十分注意することや滑りやすいマットは使用しないなどの生活環境の注意を行った．

緩和ケアとの共診に関する諸問題

がん患者に緩和ケアを紹介するタイミングとして，積極的抗がん剤治療の効果が見込めなくなることが予測されるときや，がんに関連する苦痛症状が強く積極的に緩和治療を行う必要があるときなどが考えられる．しかし，がん患者・家族は，緩和ケアへの移行を実感することで"見放された"と悲しみや絶望を話す場合や，一方で"もっと早く紹介してもらえばよかった"と感じる患者・家族もある．これらの場面に遭遇すると緩和ケアへの紹介のタイミングや紹介の仕方に難しさを痛切に感じる．

外来化学療法中の患者206名を対象に専門緩和ケアサービスの希望について質問した調査では，38名(18%)が新しくみつかった問題のために緩和ケアチームを紹介され，実際に専門緩和ケアサービスを受けた患者は全患者の23%であったとされている[17]．臨床の場で接している医療者がとらえているがん患者の困難と，実際に患者が抱えている困難は必ずしも同じではないかもしれず，実際にがん患者がどのような困難を感じておりサポートを必要としているか，見極めるスキルが必要であると考える．そのため，Aさんが受診の際には，症状や生活状況についての問診や，関心を示すコミュニケーションをとるよう努め，Aさんがつらさや困難を話しやすい関係性づくりを心掛けた．

また，Aさんや家族の問題を把握するために，医師や看護師の定期的カンファレンスのなかで，Aさんや家族についての情報を共有した．それぞれの職種の視点からアセスメントを示しながら，各部署のチームメンバーでAさんの全体像をとらえるようにし，ケアの方向性の検討や，包括的なケアを目指すよう取り組んだ．

諸サービスの活用にむけて

乳がんの骨転移による痛みの症状を抱えるAさんが自宅での痛みのマネジメントに成功し，Aさん自身ができる範囲で家族としての役割を果たしながら生活を続けるためには，マネジメントに必要な情報を医療者と適切にやりとりして，必要なケアや医療につなげることが必要となる．Aさんの症状や病状は今後も変化することが予測され，医療者は症状がどのように生活面や心理面に影響しているかを適切にアセスメントしなければならない．

Aさんの骨転移による痛みや，転移による症状が悪化した場合，現在主にAさんが担っている家事や育児は他者のサポートが必要となってくる．そのため経過3の時点では，今後の経過の予測を立てながら，Aさんが頼りとする家族やサポートしてくれるマンパワーの状況について情報収集するようにした．

引用文献

1) Miaskowski C, Dodd M, West C, Schumacher K, Paul SM, Tripathy D, Koo P. (2004). Randomized clinical trial of the effectiveness of a self-care intervention to improve cancer pain management. J Clin Oncol, 22(9), 1713-1720.
2) Yates P, Edwards H, Nash R, Aranda S, Purdie D, Najman J, Skerman H, Walsh A. (2004). A randomized controlled trial of a nurse-administered educational intervention for improving cancer pain management in ambulatory settings. Patient Educ Couns, 53(2), 227-237.
3) 高橋美賀子，梅田 恵，熊谷靖代（編著）．(2014)．新装版 ナースによるナースのためのがん患者のペインマネジメント．日本看護協会出版会．
4) カロナール®添付文書
5) タキソール®添付文書
6) ゾメタ®インタビューフォーム
7) Faries JE, Mills DS, Goldsmith KW, Phillips KD, Orr J. (1991). Systematic pain records and their impact on pain control. A pilot study. Cancer Nursing, 14(6), 306-313.
8) de Rond ME, de Wit R, van Dam FS, Muller MJ. (2000). A pain monitoring program for nurses: effects on communication, assessment and documentation of patients' pain. J Pain Symptom Manage, 20(6), 424-439.
9) Portenoy RK, Mehta Z, Ahmed E. (2014). Cancer pain management with opioids: Prevention and management of side effects. Up to date, Wolters Kluwer. (Literature review current through: May 2014. /This topic last updated: Feb 20, 2014.)
10) 国立がん研究センター中央病院薬剤部（編著）．(2012)．オピオイドによるがん疼痛緩和 改訂版．エルゼビアジャパン．
11) ハラヴェン®添付文書
12) Morita T, Miyashita M, Shibagaki M, Hirai K, Ashiya T, Ishihara T, Matsubara T, Miyoshi I, Nakaho T, Nakashima N, Onishi H, Ozawa T, Suenaga K, Tajima T, Akechi T, Uchitomi Y. (2006). Knowledge and beliefs about end-of-life care and the effects of specialized palliative care: a population-based survey in Japan. J Pain Symptom Manage, 31(4), 306-316.
13) Reid CM, Gooberman-Hill R, Hanks GW. (2008). Opioid analgesics for cancer pain: symptom control for the living or comfort for the dying? A qualitative study to investigate the factors influencing the decision to accept morphine for pain caused by cancer. Ann Oncol, 19(1), 44-48.
14) Bercovitch M, Waller A, Adunsky A. (1999). High dose morphine use in the hospice setting. A database survey of patient characteristics and effect on life expectancy. Cancer, 86(5), 871-877.
15) Zahlis EH. (2001). The child's worries about the mother's breast cancer: sources of distress in school-age children. Oncol Nurs Forum, 28(6), 1019-1025.
16) ゼローダ®添付文書
17) Morita T, Fujimoto K, Namba M, Sasaki N, Ito T, Yamada C, Ohba A, Hiroyoshi M, Niwa H, Yamada T, Noda T. (2008). Palliative care needs of cancer outpatients receiving chemotherapy: an audit of a clinical screening project. Support Care Cancer, 16(1), 101-107.

（大畑 美里，山内 照夫）

治療・看護の方針変更となった症例
―肺がんからの骨転移

　肺がん治療の進歩により生命予後は長くなっており，骨転移があっても適切なコントロールを行うことができれば一定期間自立した日常生活が可能となっている．本症例でも，治療終了後の在宅療養は十分に可能と考えられた．しかし，骨転移出現という，医師や看護師，患者自身にとっても予測外の事態となり，治療や看護の見通しとケア，退院支援に大幅な変更が必要となった．

　当初は放射線治療目的で入院し，治療終了まで入院を継続する予定であったことから，入院生活による副作用対策をしながらADL低下を予防することが目標であったが，骨転移の出現により治療目標が根治から緩和に変更となり，看護介入も見直しを余儀なくされた．骨転移が明らかとなった直後は，患者のADLが制限されるとしても安静を重視する意見が多かったが，その後は疼痛緩和の効果的な予防策がみつからないこと，患者自身が歩くことを希望していることなどから，看護師間でも意見が分かれたため，複数回のカンファレンスを通してケアの方針を調整していった．

　ここでは，実際の介入でも特に困難であった安静保持とADL低下予防の両立に着目しながら，骨転移のケアについて考える．

症例

Bさん　70歳代後半，女性．
診断名：非小細胞肺がん（扁平上皮がん），多発性骨転移
既往歴：10歳代：結核性胸膜炎
　　　　がんの家族歴なし
家族構成：80歳代の夫と2人暮らし．子どもは3人．次男家族がBさんの自宅から歩いて10分ほどのところに住んでいる．自宅退院後の主な介護者は次男の嫁．

■初診

　2か月前より咳嗽が持続．近医を受診し，投薬を受けるが症状が改善しなかった．
　胸部CTの結果，肺がんの疑いがあり，気管支鏡検査を施行したところ，非小細胞肺がんとの診断で当院を紹介された．治療方針決定のため，あらためて気管支鏡検査と全身PETが施行され，扁平上皮がん Stage ⅢA と診断を受けた．
　1回目の入院（初診から2週間後）：当院初診時より鎮咳薬（桜皮エキス，コデイン）と鎮痛薬（ロキソプロフェン，ロキソニン®）を内服していたが，胸部痛があるため，痛みのマネジメントを目的に入院となった．咳嗽は鎮咳薬により軽減したが，痛みは夜間から朝方に増強するということで，作用時間の長いジクロフェナク（ボルタレン®）に変更となり，オキシコドン（オキノーム®）も頓用で内服開始となった．
　これらの薬剤調整により疼痛は数値的評価スケール（NRS）1-2と日常生活に支障がないと

ころまで軽減したことから，1週間で退院となった．

■ 2回目の入院(初診から1.5か月後)…[経過1]

治療方針として根治的胸部放射線治療が行われることとなり，入院となった．

入院3日目：胸部放射線治療が60 Gy/30回分割照射の予定で開始となった．咳嗽の悪化はなく，オキシコドン徐放剤(オキシコンチン®)を毎日1〜2回内服してNRS 1-2程度と疼痛コントロールはできていた．

■ 股関節痛の出現(入院15日目)…[経過2]

Bさんより「股関節の痛みがある」と訴えがあり，胸部X線撮影が行われたが，明らかな骨転移の所見はなく経過観察となった．

同じ頃，食事の際にむせるようになり，それが咳嗽を誘発して患者は咳をするたびに股関節痛を訴えるようになった．そこでオキシコドンの定時内服，副作用対策として制吐薬(プロクロルペラジン，ノバミン®)と下剤(酸化マグネシウム)，放射線治療の有害事象である食道炎に対して食前にアルギン酸(アルロイドG)を内服し始めた．

股関節痛の出現は体動時や咳嗽時のみであり，安静時には胸痛も股関節痛もNRS 0，体動時や咳嗽時の股関節痛は10であった(胸部痛はNRS 0-1)．

入院18日目：Bさんは「痛み止めを飲み始めてから食欲がなくなった」と訴えるようになった．

食事は入院後から食欲不振のある患者向けの特別調理食が提供されており，摂取量はオキシコドン内服前から2〜5割と変化はみられなかった．嘔気はオキシコドン内服開始直後よりも軽減していたが，排便が3〜4日に1回と便秘があり，食道炎があることから経口薬よりも貼付薬が妥当と考え，フェンタニルパッチ2 mgに変更となった．

体動時痛を予防する目的でトイレ動作前や放射線治療出棟前にレスキュードーズを内服したが，突発的な痛みは続いた．

■ 多発性骨転移の診断(入院23日目)…[経過3]

股関節痛の改善がみられなかったためMRI検査が施行され，右坐骨結節，左腸骨の仙腸関節近傍の多発性骨転移が指摘された．

医師より，Bさんと家族に対して骨転移が出現したこと，そのため当初目指していた根治を目的とした治療が難しくなったこと，すでに開始している胸部放射線照射量については食道炎などの有害事象も強いことから50 Gy/25回に減量し，同時に骨盤への緩和的照射を追加で行うことが説明された．さらにビスホスホネート療法の効果と起こりうる副作用について説明され，併用することとなった．

入院26日目：ビスホスホネート療法前の歯科受診を行い，口腔内に問題となる病巣がないことが確認された．

入院27日目：デノスマブ(ランマーク®)の投与とコレカルシフェロールの内服が開始となった．

入院30日目：胸部放射線治療と並行して，右骨盤の放射線治療(30 Gy/10回照射)を開始した．

■ 股関節痛の軽減(入院42日目)…[経過4]

胸部放射線治療として50 Gy/25回の分割照射と，骨盤への30 Gy/10回の分割照射が終了した．2日前から股関節痛のNRSが体動時2-4まで軽減しており，この日は初めて0-2まで軽減した．

入院49日目：股関節痛は，放射線治療終了後，体動時NRS 0-2で経過していた．咳嗽が減少したこともあり，突発的な痛みの出現頻度も減少した．

■ 原疾患の治療方針変更…[経過5]

EGFR遺伝子変異検査の結果，変異陽性であることが確認され，今後の治療方針としてゲ

フィチニブ（イレッサ®）が妥当と判断された．患者に対して，ゲフィチニブ内服開始後2週間程度経過観察し，その後は通院治療も検討したいと提案された．

　　入院51日目：ゲフィチニブ内服開始．退院後の療養体制について検討を開始した．
　　入院57日目：ゲフィチニブ内服後の有害事象なく経過．Bさんと家族より直接自宅に帰るのではなくいったん自宅近くの病院に転院し，自宅の環境を整えてから退院したいという要望があった．医療ソーシャルワーカー（MSW）の支援を得て，転院調整を開始した．
　　入院から67日目：自宅近くの病院に転院のうえ，療養を継続することとなった．

　症例の呈示にあたっては倫理的配慮として，対象者が特定されることのないよう，経過，内容の再構成を行っている．

経過1　原発がんの診断と治療（股関節痛出現前）

医師の考察

肺がんに対する根治的胸部放射線治療

　Stage ⅢA/B期の非小細胞肺がんに対しては，1960年代には外科切除を主体とした治療戦略から，内科治療，具体的には抗がん剤治療，放射線治療を主体とした検討が続けられてきた．その結果，根治や長期生存は抗がん剤治療だけでは達成できず，根治的胸部放射線治療を治療戦略に組み込むことができた場合にのみ達成できることが明らかとされてきた．現在，60～66 Gyの根治的胸部放射線治療と同時に，プラチナ製剤（シスプラチン，カルボプラチン）と第3世代化学療法剤（ビノレルビン，パクリタキセル，ドセタキセル）の同時併用化学放射線療法により，生存期間（中央値）2年前後，5年生存割合20％前後の治療成績が期待できる．つまり，2割前後の患者で根治に近い状態が得られる．

　一方，同時併用化学放射線療法を何らかの理由で実施できなかった場合，根治を目指す状況では，逐次併用化学放射線療法（抗がん剤治療ののちに放射線治療を実施する治療法），根治的放射線治療単独を検討することが一般的である．実施できない理由としては，同じ病期であっても原発巣やリンパ節転移がより広がっている場合，70歳代後半以上の高齢者の場合などが最も多い．

　逐次併用化学放射線療法では，プラチナ製剤と第3世代抗がん剤による化学療法を先行し，腫瘍縮小が得られた後に放射線治療が実施される．放射線治療を逐次併用した場合にも，生存期間（中央値）約20か月，5年生存割合15％前後の成績が得られる．また，根治的放射線治療単独を実施できた場合にも，生存期間中央値12か月，5年生存割合10％前後が期待され，十分に意義のある治療と考えられている．

　このように，各種診断の結果，Stage ⅢA/B期の非小細胞肺がんと診断された場合，根治的胸部放射線治療を中心とした治療戦略により，一定の割合で達成できる根治を目指した治療が提案できる．

本症例のポイント

本症例においては，当初の診断は根治の可能性が十分にある段階であったが，その後早期に骨転移が出現したことで，患者は治療目標の大幅な変更を経験することになった．1回目の入院期間中に，根治の可能性がある病状から，根治が難しい病状へと推移したことに対して，医療チームとしてどのように対処し，患者やその家族をいかに支えるか，非常に難しい対応を迫られたケースである．

看護のポイント

本症例では，「痛みのマネジメント」「転倒・骨折予防のためのケア」「病状に対する患者と家族の理解と思い」の3点が看護のポイントとなる．それぞれのポイントについて，看護実践と評価をふまえて述べる．

痛みのマネジメント

経過1では，胸部痛以外に痛みはなく，検査や面会以外は日中も病室やベッド上で過ごすことが多かったがADLは自立していた．

---

1. 痛みの程度(NRS)について
   痛みの場所①：左背部……痛みのパターン：間欠的(不規則)
   　　　　　　　　　　　　一番強いとき(NRS)：1　一番弱いとき(NRS)：0
   痛みの場所②：腰部……　痛みのパターン：間欠的(不規則)
   　　　　　　　　　　　　一番強いとき(NRS)：1　一番弱いとき(NRS)：0
2. 【除痛対策】痛みに対して使っている薬剤
   薬剤名 オキシコンチン　使用量：10 mg/日
   薬剤名 オキノーム　　　使用量：平均5 mg/日
3. 現在，痛みがあるためにできないことや，困っていることがありますか
   ない
4. 【除痛対策の効果】最近(数日〜1週間程度)，痛みがあるためにできないことや困っていることは減ってきていますか
   減っている
5. 痛みでできないこと，困っていることの具体的内容について
   ①睡眠：困っていない
   ②体の動きや姿勢：困っていない
   ③食事や飲水：困っていない
   ④入浴，シャワー：困っていない
   ⑤テレビ鑑賞や読書などに集中できますか：できる
   ⑥痛みは気力に影響していますか：影響していない
6. 痛みを緩和してできるようになりたいこと
7. 【鎮痛薬の副作用と対策】
   ①悪心・嘔吐：悪心なし　嘔吐なし
   ②便秘の治療の薬
   　1. マグミット3錠/日(少し効いている)
   　2. ラキソベロン(効いている)
8. その他：自由記載(痛みで最も困っていること，薬に対する心配など)
   今の痛みや薬のことで困ることは特別ない．今ぐらいの痛みなら大丈夫．

図 4-6　アセスメントチャート[経過1]

レスキュードーズは毎日1〜2回内服して安静時NRS 0，体動時NRS 1-2程度で経過しており，日常生活への支障もなかったことから，痛みのマネジメントはできていると判断した（図4-6）．検査データ（表4-1）でも，貧血や電解質異常，低アルブミン血症などの所見が認められなかったため，看護チーム内ではオピオイドの副作用対策と胸部放射線治療を完遂できれば，特に問題なく在宅移行が可能と考えていた．

　そこでこの時期は，痛みのマネジメントと放射線治療の完遂を目指した有害事象対策を目標とした．下剤を調整することで1〜2日に1回の排便があり，吐き気や眠気などの副作用症状もなかったため，退院後Bさんが副作用マネジメントを自分でできるよう，下剤の調整や温罨法など非薬物療法について指導を行った．また，動作と痛み出現の関係性を観察し，痛みの程度とそのときの姿勢，予防のためにBさん自身が行っている対処法などの情報を収集した．

筋力やADLの低下予防

　放射線治療を終了するまでは入院を継続する方針であったため，入院生活に伴う筋力やADLの低下が予測された．そこで気分転換や運動を兼ねて散歩や家族との外出を勧めるなどしたが，Bさんは「もともと活動的な生活をしていたわけではない」と話し，1日の

表 4-1 本症例の経過と検査データ

	単位	A病院初診時	1回目入院中	2回目入院時	1週目	2週目	3週目	4週目	5週目	6週目	7週目
総タンパク	g/dL	6.9	6.0	6.7	6.1	6.0	6.4	6.1	6.8	5.7	5.7
アルブミン	g/dL	3.8	3.1	3.7	3.2	2.8	2.9	2.8	3.1	2.7	2.6
クレアチニン	mg/dL	0.65	0.64	0.61	0.59	0.55	0.71	0.52	0.57	0.53	0.71
尿素窒素	mg/dL	13.0	11.0	11.0	11.0	10.0	17.0	22.0	27.0	23.0	23.0
Cl	mEq/L	108	106	104	105	103	100	102	96	98	101
Na	mEq/L	142	142	141	141	139	140	136	136	133	135
K	mEq/L	4.2	4.3	4.1	4.3	4.3	4.4	4.1	3.9	4.1	4.1
Ca	mg/dL	9.1	8.7	9.3	8.6	8.8	9.0	7.4	7.2	7.0	8.0
AST	IU/L	23	19	22	18	20	26	18	21	19	25
ALT	IU/L	19	13	15	14	18	23	14	17	19	18
CRP	mg/dL	0.22	0.58	0.68	5.17	9.00	7.03	5.51	9.58	9.77	3.90
WBC	$\times 10^3/\mu L$	9.3	5.0	7.0	7.2	6.5	7.2	7.4	8.5	3.3	5.7
RBC	$\times 10^4/\mu L$	495	470	483	447	441	453	449	466	428	445
Hb	mg/dL	14.6	13.7	14.2	13.1	13.0	13.4	13.1	14.0	12.5	12.9
Ht	%	44.9	42.3	43.7	40.8	39.8	41.4	40.5	42.3	38.9	40.9
PLAT	$\times 10^4/\mu L$	26.8	22.7	23.2	22.5	26.3	34.7	30.5	30.0	28.4	24.4
CEA	ng/mL	2.1	—	—	—	—	—	—	—	—	1.2
CYFRA	ng/mL	3.9									30.4

ほとんどの時間を病室で過ごしていた．

経過 2　股関節痛の出現

■病状に対するBさんの思い

股関節痛出現直後から，Bさんは急激な痛みの増強に対して疑問を感じていた．X線では原因がはっきりしないこと，経過観察をすることが説明されると「どうしてこんなに痛むのか？」「こんなに辛いのはもう嫌」などの訴えを看護師に繰り返した．むせて咳をしたりわずかな体動で激痛が出現する日々が続くと「とにかくこの痛みをなんとかしてほしい」と訴えるようになった．

看護のポイント

痛みのマネジメント

オキシコドンの定時内服が開始されたが，食欲不振の訴えと嚥下困難の症状が出現し始めていたことから，むせや咳嗽による痛みの誘発を予防する目的でフェンタニルに変更となった．

食事を摂取する際に時々むせることがあり，むせによる咳嗽が痛みを増強させる一因となっていた．そのため，食事や水分を摂取する際には必ずギャッチアップすること，Bさんが呑み込むことや食べることに集中できるよう，食事中にBさんに話しかける際は注意するようにした．むせて咳をすることが痛みの増強につながることを家族にも説明し，テレビを見たり話をしながら食事することはできるだけしないよう，協力を依頼した．

Bさんは便秘予防の重要性は理解できており，排便状況を看護師に伝えることはできたが，下剤の調整方法については自分で判断ができなかったため，退院後は家族などの協力が必要になると考えられた．

転倒・骨折予防のためのケア

股関節痛の出現にともない，NRSは安静時0に対し体動時が10と急激な悪化がみられた（図4-7）．原因検索と体動時痛のコントロール強化が急務であり，MRI検査が行われたが，この時点では明らかな骨転移の所見が得られなかった．体動時の激痛は転倒事故につながる危険性が高かったため転倒予防に努めるとともに，強い痛みが出現せずに移乗や排泄ができる程度のコントロールができることを看護の目標とした．

Bさんは股関節痛出現後も自分で歩いてトイレに行っており，看護師から荷重による疼痛の増強と転倒や骨折の危険性について繰り返し説明されていたが，歩かないと筋力が落ちてしまうと言って1人で歩こうとした．ナースコールによるトイレ付き添いを提案しても，最初の2，3日はナースコールできたが，その後ナースコールをせずに1人でトイレに行く姿が見られた．安静時には痛みがまったくないこと，体動時の痛みも必ず出現するわけではないことなどから，骨折のリスクをBさんが実感することが難しいと考えら

1. 痛みの程度(NRS)について
   痛みの場所①：右股関節……痛みのパターン：間欠的(不規則)
   　　　　　　　　　　　　一番強いとき(NRS)：10　　一番弱いとき(NRS)：0
2. 【除痛対策】痛みに対して使っている薬剤
   薬剤名 フェントステープ　使用量：4 mg
   薬剤名 オキノーム　使用量：10 mg
3. 現在，痛みがあるためにできないことや，困っていることがありますか
   ある
4. 【除痛対策の効果】最近(数日〜1週間程度)，痛みがあるためにできないことや困っていることは減ってきていますか
   変わらない
5. 痛みでできないこと，困っていることの具体的内容について
   ①睡眠：困っていない
   ②体の動きや姿勢：かなり困っている
   ③食事や飲水：少し困っている
   ④入浴，シャワー：困っている
   ⑤テレビ鑑賞や読書などに集中できますか：できない
   ⑥痛みは気力に影響していますか：影響している
6. 痛みを緩和してできるようになりたいこと
   起き上がったり立ったりすること，足を動かすことが楽にできるようになりたい．
7. 【鎮痛薬の副作用と対策】
   ①悪心・嘔吐：悪心なし　嘔吐なし
   ②便秘：あり
   　便秘の治療の薬
   　　1. マグミット(少し効いている)
   　　2. ピコスルファートナトリウム(少し効いている)
   　　3. レシカルボン坐薬(効いている)
8. その他：自由記載(痛みで最も困っていること，薬に対する心配など)
   足を動かすときの痛みは一瞬だけで，その瞬間が過ぎればまったく痛くないため，痛み止めをどのタイミングで内服すればいいのかわからない．

図 4-7 アセスメントチャート［経過 2］

れたため，医師からもその都度，骨折のリスクと股関節の安静の必要性を説明してもらうようにした．しかし，Bさんからは「このまま動けなくなってしまうのが心配だから自分で歩きたい」「気をつけて歩けば大丈夫」「看護師さんは忙しいから，自分がトイレに行くのに時間がかかるのが申し訳ない．自分のペースでゆっくり行くほうがいい」などの思いの表出があった．

　何度説明してもナースコールの協力が得られない状況に対して，スタッフの間には「自分たちの思いが患者に伝わらない」という苛立ちのような感情が生まれ，その思いはやがてナースコールを押さないBさんが悪いという思いへと変化していった．そのため，担当する看護師はBさんのもとに行くたびに繰り返し「ナースコールを押してください」と説明するようになった．そのような看護師の対応に，Bさんは「看護師に申し訳ない．自分が情けない」「担当の看護師から何度も同じことを言われて自分の気持ちを言いだせない」「ナースコールの必要性はわかっているが，それでも自分で歩きたいと思っている」などの気持ちを吐露した．

看護チームでのカンファレンス

　このような状況が続くことはBさんと看護師間の信頼関係に影響を及ぼすことが予測されたため，CNSは患者と看護師の関係性について考える必要があると考えカンファレンスを提案した．それまで転倒予防の看護介入については定期的に話し合っていたが，患者と看護師の思いに焦点をあてたカンファレンスは行われてこなかった．チームの看護師の多くは，Bさんの安全と安楽のために骨折や転倒事故を防ぎたいという思いが強かったため，カンファレンスでは「トイレ歩行時のナースコールの協力が得られない」という発言が多く挙がった．そして何度説明しても骨折のリスクが理解できていない，ナースコールの協力がなければ離床センサーの使用も検討すべきなど，Bさんの自律的な協力に対して否定的な見込みの意見が多かった．

　これに対し，ナースコールを押してくれないという思考ではなく，顔を見るたびにナースコールの協力を繰り返し説明されるBさんの立場や思いを考えることが目的であることをあらためてスタッフに問いかけ，どのようなタイミングでトイレ誘導の声かけを行っているか，Bさんが看護師に付き添いを依頼するときの様子などについて振り返りを行った．その結果，複数のスタッフが，転倒予防を重要視する気持ちから，痛みの状況，声かけとレスキュー内服とのタイミング，患者の1日の過ごし方や水分摂取状況などを十分にふまえず，ベッドサイドに行くたびに排泄の有無を確認するようになっていたことがわかった．一方で，Bさんが看護師に付き添いを依頼するのをためらっているということは，Bさんからの直接的な訴えやBさんの様子からほとんどのスタッフが察知していた．看護師に依頼するのが申し訳ないという訴えをBさんからは言い出しにくいからこそ，看護師から声をかけたほうがよいと解釈し，訪室のたびに声をかけているスタッフも少なからず存在した．

　この他にカンファレンスでは放射線治療出棟前のレスキュードーズの予防内服と，理学療法士へのコンサルテーション，ナースステーションに近い病室への移動，車いすトイレの使用などについて話し合われた．放射線治療出棟前には必ずレスキュードーズを予防的に内服したが，排泄動作に関しては内服のタイミングが難しかった．内服回数としては平均1日2〜3回であった．内旋や外旋の動作に注意し，股関節への負担を軽減する起き上がり方，移乗動作など，理学療法士からの助言を看護師間で共有しBさんにも指導した．

　Bさんの病室はナースステーションから離れていたため，担当看護師は訪室時にトイレ誘導を行っていたが，それ以外はBさんからナースコールの協力がなければトイレに行く姿を確認する機会が限られていた．Bさんからのナースコールにすばやく対応でき，訪室の機会を増やすことでBさんが遠慮せずにトイレに行くことができるよう，病室をナースステーションの近くに移動することは安全のために必要であると考えた．車いすトイレは病室から遠い場所にあったが，構造的に移乗動作による荷重が少なくなり看護師が一緒に中に入って便座に座るまでの動作を確認できるため，より安全安楽に排泄動作ができると考えられた．しかしBさんは「そこまでする必要はない」と病室移動の提案にも車いすトイレの使用にも難色を示し，すぐに同意は得られなかった．

看護師のかかわり方の見直しと家族への説明

　カンファレンスの後，トイレ誘導した時間帯やBさんの1日の過ごし方などについてスタッフが把握している情報を共有し，勤務交代時に引き継ぎを行い，業務的に声をかけるのではなくBさんの表情や視線，声のトーンなどを意識して観察するなど，声のかけ方やタイミングに配慮した結果，徐々にトイレの際のナースコールの協力が得られるようになった．この経験はスタッフにとって，患者の行動を変えようとするだけでなく看護師側のかかわり方を見直すことが患者の行動変容につながることを実感する貴重な機会となった．

　そこで医師と相談し，Bさんだけでなく家族にも骨折のリスクや患者の自立の尊重に対する看護師の考えや判断について，トイレ付き添いや病室移動などは，安全安楽を最優先に考えて提案していることを説明した．家族はBさんが股関節痛を訴えていることは把握していたが，痛みが転倒や骨折につながるという認識はなく，すぐに提案に対する同意が得られた．しかし，Bさんは「1人でも大丈夫だと思う」と話し，家族からの説得に対しても同意が得られなかった．そこで看護師より，まずは車いすトイレの使用から開始することを提案し，同意を得た．病室の移動についても数日後にあらためてBさんと家族に提案し，了解を得て移床した．

　トイレに行くときのナースコールの協力については，家族の認識を高めて家族からもBさんへの働きかけを行ってもらえるよう，家族が面会に来ているときには必ず説明を行った．さらに家族には，患者の自尊心に配慮しつつ，優先すべきは骨折予防と痛みの緩和であることを説明した．そのうえで家族の対応として，医師や看護師の言うことを聞かなければならないという態度ではなく，痛みの緩和と安全のために必要な対処であるという認識が大切であること，患者にとって家族は，自分の気持ちを理解してもらえる存在であってほしいことを説明した．

経過3　多発性骨転移の診断

■病状に対するBさんと家族の思い

　MRIの結果骨転移が判明し，医師より説明が行われた後，Bさんは「がんが治らないと言われたことはショックだけど，痛みの原因がわかったのでよかった」「痛みが楽になるのであれば治療を受けて早く楽になりたい」との思いを話した．

　家族は「がんが治らないと言われたことは家族としてもショックです．でも，それを考えてもどうにもならないのであれば，とにかく痛みを和らげてほしい」と話す一方で，骨折のリスクに対しては「今の状況をみている限り，骨折するような感じはしないけれど」と危険性に対する認識は低かった．

看護のポイント

安静の確保と排泄ケア

　右坐骨結節，左腸骨の仙腸関節近傍の多発性骨転移が明らかとなり，整形外科にコンサルテーションのうえ，Bさんと家族に股関節部への放射線治療を行う方針が説明された．そして，立位や歩行による患部への荷重を避けるためベッド上での排泄が望ましいことも説明されたが，Bさんは「ベッドの上でトイレをするのは嫌」と尿器の使用を拒否した．荷重をかけることによる影響や骨折のリスクなどをふまえて医師と相談し，ポータブルトイレを使用することとした．

　ポータブルトイレ使用の際は荷重を避けるため看護師2名で介助を行うようにした．痛みが増強するのは瞬間的であり，臥位から座位になるとき，端座位になるとき，立位になるときなどその時々で違い，どのような動作であれば痛みが出現しないかを見極めることは困難であった．

　Bさんは排泄回数を減らすため水分摂取を控えるようになった．「動かないし汗もかかないから喉は乾かない．水はあまり飲まなくても大丈夫」などと話し，1日の飲水量500 mL以下が続くようになった．そこで脱水や腎機能悪化などの危険性について説明し，排泄パターンを数日かけて観察したところ，起床時と眠前を含めて1日に2, 3回程度の排尿パターンであることを確認した．

レスキュー内服の見極め

　起床時と眠前のレスキュードーズの予防内服を提案したが，当初は「痛くないから飲まなくても大丈夫」と理解が得られなかった．どのタイミングで痛みが出現するか予測が困難であり，体動前の予防内服だけでなくレスキュードーズの使い方についてBさん自身が効果的なタイミングを見極めることが困難であった．数日間，早朝の時間帯や起床時の痛みの状況を観察したところ，起床時から朝食までの時間帯に強い痛みが出現することが多かったため，あらためて起床時のレスキュードーズ内服を提案した．

　その後入浴や歩行練習，車いすでの散歩前など徐々に内服のタイミングを増やしたが，Bさんがレスキュードーズの使用に積極的ではなかったことから，ベース量の調整がこまめに行われ，最も多いときにはフェンタニルパッチ4 mg/日で痛みのマネジメントが行われた．

　その他にはホットパックによる温罨法と，臥位からの起き上がりには必ずギャッチアップ機能を使用した．上体を起こして端座位になるときに，看護師が他動的に足を支えたり動かしたりして痛みが出現したことが何度かあり，Bさんにはその恐怖心が強かったことから，看護師は介助を行わずにBさんが自分で端座位になり立ち上がって車いすに移るのを見守るようにした．毎回同じように足を動かしても痛みが出るときと出ないときがあり，痛みの程度にも違いがあったことから，確実に痛みの出現を防止できる安全で安楽な移乗方法がみつからないままであった．下肢の屈曲をゆっくりと行い，内旋や外旋のようなひねる動作は避けるなど足の動かし方もいろいろと試したが，動作と痛みの出現の関係はわ

からなかった．

　歩行練習やシャワー浴前にレスキューの予防内服を勧めても，Bさんは内服するときとしないときがあった．Bさん自身が明確な理由をもって使い分けをしていたわけではなかったため看護師は毎回内服をすることを勧めたが，「今は痛みがないから」「前回シャワーに入ったときは痛くならなかったから今度も大丈夫だと思う」などの訴えがあり，Bさんが不要と言う場合に，看護師としても強く内服を促すだけの根拠を示すことはできなかった．

患者の希望を取り入れた提案

　骨転移が明らかとなった後，看護介入の方針として痛みのマネジメント，骨折予防を重要視した結果，Bさんが臥床で過ごす時間が長くなり，水分摂取を控えたり清拭やシャワー浴などの清潔ケアを遠慮することが増えた．看護チームで話し合い，清潔ケアの週間スケジュールを提案したり，家族が面会に来る曜日は清潔ケアよりも車いす散歩や歩行練習を優先するなど，Bさんの希望を取り入れるようにした．

経過4　股関節痛の軽減

■病状に対するBさんの思い

　退院に関しては，Bさんは自宅退院を希望し，骨盤への放射線治療を開始したころにも「痛みが楽になったら家に帰れるのね．そうなるよう治療を頑張ります」と話していた．実際に放射線治療が終了するころには股関節痛が軽減したことから，Bさんは早く家に帰りたい，外泊したいと話すようになった．しかし，ADLはトイレ歩行時の見守りが必要な状況で，介護者も不在といった理由から外泊が実現することはなく，徐々に「家に帰りたい」と話すことも少なくなった．

看護のポイント

転倒・骨折予防のためのケア

　股関節痛が軽減してきた時期(図4-8)には，下肢筋力の維持とADL拡大を看護の目標とした．家族にも介助方法を指導して，看護師見守りのもとで家族に介助をしてもらい，安全に移乗ができることを確認した後は，家族が積極的に移乗の介助を行った．

　以前から，Bさんも家族も看護師に介助を依頼することに申し訳ないという気持ちがあり，また看護師に介助を依頼すると待つ時間が長くなることもあったため，できるだけ自分たちで行いたいという気持ちが強かった．安全と安楽を最優先に考えながら，家族による介助を行うようにしたことで，それまで家族は面会に来てもベッドで寝ているBさんの横で話をするだけのことが多かったのが，車いすで院内を散歩したり院内の喫茶室やロビーで過ごす時間をもつようになったり，Bさんの体調や車いす散歩が可能かどうかを家族のほうから看護師に確認する頻度が増加した．

```
1. 痛みの程度（NRS）について
   痛みの場所①：右股関節……痛みのパターン：間欠的（不規則）
              一番強いとき（NRS）：3  一番弱いとき（NRS）：0
2. 【除痛対策】痛みに対して使っている薬剤
   薬剤名 フェントステープ  使用量：4 mg
   薬剤名 オキノーム  使用量：10 mg
3. 現在，痛みがあるためにできないことや，困っていることがありますか
   ない
4. 【除痛対策の効果】最近（数日～1週間程度），痛みがあるためにできないことや困っていることは減ってきていますか
   減っている
5. 痛みでできないこと，困っていることの具体的内容について
   ①睡眠：困っていない
   ②体の動きや姿勢：少し困っている
   ③食事や飲水：困っていない
   ④入浴，シャワー：少し困っている
   ⑤テレビ鑑賞や読書などに集中できますか：できる
   ⑥痛みは気力に影響していますか：影響していない
6. 痛みを緩和してできるようになりたいこと
   歩きたい
7. 【鎮痛薬の副作用と対策】
   ①悪心・嘔吐：悪心なし  嘔吐なし
   ②便秘：なし
      便秘の治療の薬
      1. マグミット（効いている）
      2. ピコスルファートナトリウム（効いている）
      3. レシカルボン坐薬（効いている）
   ③眠気：あり  軽度
   ④その他の副作用：なし
```

図 4-8 アセスメントチャート［経過 4］

家族にとって，自分達にもできることがあるという気持ちになり，Bさんと家族にとってベッドから離れて過ごす時間が増えたことは回復を実感する機会になったと考える．さらに，痛みが軽減するのに併せて歩行器使用による歩行練習を行ったり，排泄も自立に向けて段階的に介助量を減らしていった．家族が面会に来たときに歩行練習を勧めると積極的に応じることが多く，1mであっても歩くことができると非常に喜ばれていた．

退院支援

入院中のADLの低下予防に努め，胸部放射線治療の終了後にはスムーズに在宅移行ができるよう，入院後早い時期から看護師の意識としては退院後を見据えていた．実際，股関節痛が出現するまでは日常生活や院内の移動に問題なく，看護師のカンファレンスでも特に支援が必要な事例としては挙がらなかった．しかし，その後股関節痛の出現と骨転移の診断により在宅支援が必要となったため，骨盤への放射線治療開始後から日々担当する看護師が，自宅環境や家族背景，介護者の状況，介護保険の申請状況などについて情報収集を開始した．

退院支援について本症例でポイントとなるのは，予想外の骨転移の出現と，転倒・骨折

のリスクについて家族の認識を現実的なものに近づけるという点であった．根治的な放射線治療の治療期間は1か月以上であり，治療後は病変のコントロールができていることがほとんどであることから，一般的には長期的な視点での退院支援が可能である．しかし，今回は骨転移の出現によって治療目標も治療期間も変更を余儀なくされ，治療による疼痛緩和を期待しながらも退院までの見通しをもつことが難しかった．

　またBさんの家族構成から，家族による介護は負担が非常に大きくなることが予測されたため，介護保険などの在宅サービスの利用が必要と考えられた．しかし家族は皆，医師から骨転移の診断，骨折や転倒の危険性，ADL低下による要介護の可能性について説明が行われた後も介護が必要な状況になることがイメージできず，退院後は入院前と同じように買い物や家事をする生活ができると思っていた．放射線治療後には歩行器での短距離歩行ができるようになりADL，痛みとも改善していたものの，今後も骨折の危険性を抱えながら生活していかなければならなかった．

　このような場合，家族が骨折のリスクについて正しく理解できるための教育は看護師の重要な役割の1つである．Bさんが在宅で安全を確保し，痛みを増強させない安楽な生活をできるだけ長く維持できるようにするためには，家族の理解と協力が不可欠であることを家族にも認識してもらうことが重要である．そこで，転倒予防の重要性や骨折のリスクがある一方で，ADLの維持も重要であるという考え方について家族に説明した．移乗や歩行時の介助については看護師が実際に介助する場面を見てもらいながら，右下肢に荷重をかけない安全な介助方法を繰り返し指導した．

経過5　原疾患の治療方針変更

医師の考察

EGFR遺伝子変異陽性の肺がんに対するゲフィチニブ

　上皮成長因子受容体（epidermal growth factor receptor：EGFR）のリン酸化部位を選択的に阻害する分子標的治療薬が登場したのは2000年代初頭である．特にゲフィチニブは，わが国で2002年7月に世界に先駆けて進行非小細胞肺がんに対して承認された．疫学的には東洋人，女性，非喫煙者の腺がんの対象集団においてゲフィチニブの効果が特に高いことが判明した．さらに，分子生物学的にはゲフィチニブの標的であるEGFRの遺伝子変異が高い確率で効果を予測することも明らかにされた．その後，微量のがん組織からもEGFR遺伝子変異の判定が可能となったことで，ゲフィチニブが有効な集団を選んだ治療戦略が可能となってきている．実際，EGFR遺伝子変異を有する患者群を対象とした日本の研究グループからの報告によって，初回治療としてゲフィチニブが通常の抗がん剤治療に大きく勝ることが明らかにされている．

　これまで高齢者，パフォーマンス・ステータス（PS）が3以上の全身状態不良患者に対する殺細胞性化学療法については，積極的に使用を推奨するデータは少なく，ベストサポーティブケア（BSC）が選択されることが一般的であった．しかし，分子標的治療薬，特にゲ

フィチニブによる治療導入によって，この全身状態不良の患者集団に対して治療の機会が生まれる可能性が示唆されている．*EGFR*遺伝子変異をもつ肺がんに罹患したが，通常の殺細胞性の抗がん剤による治療の適応がない74歳以下でPSが3以上，75〜79歳でPS 2-4，80歳以上を対象者として，ゲフィチニブによる治療導入を試みる臨床試験が報告されており，明確な腫瘍縮小効果だけでなく，PSの改善も得られることが明らかにされた．全身状態不良，高齢であるなどの理由で通常の抗がん剤治療が難しい患者群においても，*EGFR*遺伝子変異が陽性であれば積極的にゲフィチニブの使用が検討されるようになっている．

さらに，有害事象に関しても，従来の抗がん剤とは異なる結果が示された．ゲフィチニブにおいては，従来の殺細胞性抗がん剤に特徴的であった血液毒性や好中球減少性発熱などの頻度が低い．一方，高頻度に経験する有害事象としては，下痢などの消化器毒性，皮膚障害であり，通常の抗がん剤に比較するとコントロールしやすい場合が多い．ただし，ゲフィチニブによる薬剤性間質性肺炎は5％前後の患者に発症し，最終的にはゲフィチニブと殺細胞性抗がん剤の治療関連死の頻度をほぼ拮抗させる（治療関連死の割合1〜2％）要因となっている．

＋α 本症例における倫理的ジレンマ

転倒のリスクの高い患者から移乗時にナースコールの協力が得られず看護師がジレンマを感じる事例は日常的にみられることであり，看護師はその都度どうすることが患者にとっての最善なのかを話し合っている．こうした問題は正解が出ないために看護師のジレンマはなかなか解消されない．なかにはカンファレンスをしても結論が出ないと言ってカンファレンスそのものに消極的な意見さえある．このような場合，カンファレンスの目的は正解を導くことだけでなく，ジレンマへの対処として重要であることをスタッフに伝える必要がある．

さらにカンファレンスは，患者にとっての最善が何であるかを考えるにあたり，倫理原則に基づいた考え方をスタッフに教育する機会ともなる．本症例においても，経験知に頼らず倫理原則に基づいて話し合いを行ったところ，善行と無害の原則が対立した状態にあること，自律尊重の原則が十分に守られているかが曖昧であることがわかった．Bさん自身が「自分で動きたい」という思いと「家族や周囲に迷惑をかけたくない」という思いでどうしたらよいか決断ができておらず，現在の活動状況についてはBさん自身が納得して結論を出すことができていないのではないかという意見が挙がった．

転倒予防も患者の自律を支えることも間違いではないこと，スタッフ1人ひとりが患者のために最善を尽くそうと考える姿勢が重要であること，看護師が考えたことを患者と家族にも説明し，患者と家族間でも十分に相談してもらい，そのうえで患者が自分で意思決定したことは尊重されるべきであることなどを確認しあった．

転倒・骨折予防を優先するのか自律を優先するのか，どちらがBさんにとってよりよいのか何度もカンファレンスを行うとともに，Bさんにもその都度思いや希望を確認したが，アセスメントや看護介入として適切なのかどうか非常に悩んだ．例えば排泄に関して

は，床上での尿器の使用を拒否していたBさんが，痛みが改善しないことから自ら尿器で排泄を希望するまで，車いすトイレに移乗して排泄した．もっと早期から床上排泄に切り替えたほうが患部の安静と苦痛緩和につながったかもしれないが，チームとして繰り返しカンファレンスを行い，患者の安全に留意しながら患者の希望を尊重するという選択をした．

CNSの役割

CNSの役割として重要なものにスタッフ支援がある．スタッフ支援はチームカンファレンスによる決定を支持することはもちろん，決定したスタッフに対する精神的な支援の継続を保障することでもある．特に見通しを立てることが難しい事例の場合，スタッフは自分達の選択が正しいのかどうか自信がもてずに，ジレンマを抱えながら日々のケアを行うことが多い．スタッフがジレンマへの対処を適切にできないでいると，患者へのケアにも影響を及ぼすことは今回の事例から学ぶ必要がある．

参考文献

1) 加藤治文(監修)/平野 隆，坪井正博(編)．(2008)．徹底ガイド 肺がんケア Q & A．ナーシングケア Q&A 19，総合医学社．
2) 唐澤久美子(編)．(2007)．がん放射線治療の理解とケア．Nursing Mook 43，学研メディカル秀潤社．
3) 日本肺癌学会．(2012)．肺癌診療ガイドライン2012年版．

（和田千穂子，堀之内秀仁）

3 症状の進行に伴う苦痛への対応
―進行膀胱がんからの骨転移

　膀胱がんの他臓器転移の頻度は，肝臓（38%），肺（36%），骨（27%），副腎（21%），小腸（13%），脳（7%）の順に多い[1]と報告されている．骨転移を有する患者は，その頻度としてはあまり多くはないが，他臓器に転移があることからすでに病期は進行しているといえ，根治を期待することは困難な状況にあるという特徴がある．治療としては化学療法単独あるいは化学療法と放射線治療の併用で，その目的はQOLを維持した延命あるいは症状緩和となる．

　このような進行・終末期の患者においては，患者が体験する骨転移の苦痛は，身体的苦痛のみではなく，精神的側面や社会的側面，スピリチュアルな側面が互いに複雑に影響しあい，全人的苦痛を形成している．

　今回，骨転移痛のある進行膀胱がん患者の事例を通して学んだことをセルフケア支援と全人的苦痛の緩和に焦点を当てて紹介する．

症例

Cさん　70歳代，男性
診断名：膀胱がん，骨転移，リンパ節転移，肝転移
既往歴：大腸ポリープ切除，高尿酸血症，前立腺肥大症
家族構成：夫婦2人暮らし，子ども2人は独立している．長男家族は同市内に，長女家族は遠方に居住している．家庭でCさんは，ややワンマンだった様子である．妻は献身的にいつもCさんに寄り添っている．
職業：元銀行員
趣味：定年後は少年野球のコーチをしており，孫と一緒に野球をすることを楽しみにしている．
性格：几帳面で，自分の闘病記録をノートにつけている．神経質な部分もある．治療に対しては意欲的であり，自分なりにインターネットで調べたり，本を読んだりして勉強している．

■診断までの経過…[経過1]
　高尿酸血症にて内服加療中，X年2月に血尿があり，その後，膀胱刺激症状を認めていた．5月に再度血尿が出現したため近医を受診し，尿細胞診の結果，class Vが検出され，当院泌尿器科へ紹介受診となった．受診時には腰痛と血膿尿を認め，尿細胞診では尿路上皮がん，エコーでは膀胱腫瘍，肝両葉に肝転移を疑う所見が認められた．ファイバースコープでは右尿管口付近から直径3cm大の非乳頭状広基性腫瘍が発生し，周囲広範囲に乳頭状発赤粘膜病変が広がっていた．CT，MRI，骨シンチグラフィの結果，所属リンパ節転移と多発性肝転移，骨転移（Th6-8，左臼蓋）を伴う膀胱がん（T3bN1M1，Stage IV）と診断された．

■原疾患の治療経過と骨転移痛の出現…[経過2]

　症状の説明の後，治療法として，全身化学療法が提示された．また腰痛に対し，NSAIDs（ロキソプロフェンナトリウム，ロキソニン®）の内服が開始された．

　Cさんは，セカンドオピニオンを受けた後，X年6月初回化学療法目的で入院となった．静脈リザーバーの留置を行い，7月初旬よりGC療法（ゲムシタビン＋シスプラチン）が開始された．

　化学療法を開始して数日後より側腹部痛が出現した．胸椎転移によるものと考えられ，トラマドール（トラマール®）100 mg/日の内服が開始され，放射線治療の提案が行われた．しかし，トラマドールの服用を開始した数日後に皮疹が出現し，薬疹の疑いでトラマドールは中止となった．

　7月下旬には放射線科を受診し，Th1，5-8，10，L1-3椎体，Th1，11棘突起の骨転移を指摘され，病的骨折予防のためTh5-8に放射線治療（30 Gy/10分割）が開始された．

　GC療法を4クール施行後の効果判定の画像診断では，原発腫瘍増大，肝転移の増加・増大，右肺下葉に肺転移出現，多発性骨転移を指摘され，GC療法の治療効果はPD（progressive disease；進行）と判断された．

　今後のCさんの治療方針として，①M-VAC［メトトレキサート＋ビンブラスチン＋ドキソルビシン（アドリアマイシン）＋シスプラチン］療法，②GC療法の継続，③緩和医療が提案された．

■緩和医療科外来での介入（泌尿器科と緩和医療科との併診開始）…[経過3]

　12月初旬，背部痛を認め，泌尿器科主治医の勧めにより，Cさんは緩和医療科外来を受診した．なお，当院の緩和医療科外来は，週2回予約制で緩和医療科医師とCNSが担当している．

■入院，緩和ケアチームの介入開始…[経過4]

　オキシコドン徐放剤（オキシコンチン®）を10 mg/日で開始し，しばらく問題なく自宅で過ごしていた．

　12月下旬，背部痛の増強，不眠，嘔気・嘔吐，めまいなどの症状が出現し，放射線治療が予定されていたため，入院となった．

　血液検査では，徐々に腎機能の悪化，血清カリウム値の上昇がみられており，入院時には，血清カリウム値が7.7 mEq/Lとなり，CTにて軽度の右尿管拡張と水腎症を指摘され，腫瘍による尿管閉塞の増悪を認めた．腎後性腎不全と診断され，腎瘻が造設された．

　入院後は，治療と並行して，痛みのマネジメントを中心とした症状緩和に対して緩和ケアチームが介入し，病棟のリンクナースや受け持ち看護師らと協働してケアを提供した．

　MRI検査では，Th4右横突起に腫瘤出現，肋骨，肩甲骨，上腕骨に多発性骨転移が認められた．痛みの訴えのある部位と一致するため，放射線治療による骨転移痛の緩和を期待し，Th4，右上腕骨頭に対して放射線治療が開始された．痛みに対しオキシコドン徐放剤が30 mg/日に増量となった．

　しかし，徐々に肝転移の増大によると思われる肝機能障害の悪化を認めた．

■その後の経過（緩和ケア病棟）…[経過5]

　1月中旬，Cさんが緩和ケア病棟に転科転棟した．家族は，まだある程度の生命予後があると考えていたが，傾眠，軽いせん妄などもみられるようになってきており，状況は厳しくなってきていることが予測された．家族には，病状の進行が速く，状態が厳しくなってきていること，現状では余命1か月も難しい可能性があることが伝えられた．

　症例の呈示にあたっては倫理的配慮として，対象者が特定されることのないよう，経過，内容の再構成を行っている．

経過1 診断までの経過

医師の考察

膀胱がんの診断と治療計画

　膀胱がんが確認された場合，治療方針を決定するために，原発巣の膀胱壁内深達度の評価(T staging)，リンパ節転移有無の評価(N staging)，遠隔転移の有無の評価(M staging)を行う．病期分類としては，UICCによるTMN分類が使用されている．T stagingにおいて最も重要な点は，膀胱壁内筋層への浸潤の有無である．粘膜下層までの浸潤にとどまる筋層非浸潤がん(Tis,Ta,T1)と，筋層以上まで進展した筋層浸潤がん(T2-4)では，治療方針が大きく異なるためである．T stagingのために有用な検査は，膀胱鏡検査，CT，MRIによる画像診断である．膀胱鏡上，乳頭状有茎性の腫瘍は筋層非浸潤がんであることが多く，通常リンパ節や他臓器に転移を認めることはきわめて稀である．一方，非乳頭状腫瘍，広基性腫瘍の場合筋層浸潤がんである可能性が高く，CT，MRIの施行が必要になり，また転移検索のための精査も施行されるべきである．

　膀胱がんの他臓器転移の頻度は，剖検例における検討によると，肝臓(38%)，肺(36%)，骨(27%)，副腎(21%)，小腸(13%)，脳(7%)の順に多い．M1症例では，根治的膀胱全摘除術の適応外となるため，筋層浸潤がん診断時には，遠隔転移好発臓器における転移の検索が必要である．

　骨転移は固形がんの遠隔転移のなかでも頻度が高い．原発巣での増大から血管内侵入をきたし，血流にのって標的臓器に達するまでは，どの臓器への転移においても共通にみられる．

　骨破壊のメカニズムは主に2つあり，がん細胞により分泌されるさまざまな物質により破骨細胞が活性化するものと，がん細胞による直接の破壊が考えられている．がん細胞の分泌する物質の1つにreceptor activator of nuclear factor-κ B ligand(RANKL)があり，破骨細胞の分化に重要な因子である(第1章 1 p.7)．

　がんは全身性に転移するが，がんはもともと存在していた近辺の骨に最も多く転移する傾向がある．統計上，膀胱がんの骨転移は骨盤，腰椎に多いが，最も頻度が高いのは他臓器原発と同様に多発性骨転移である．

経過2 原疾患の治療経過と骨転移痛の出現

医師の考察

　Stage IV膀胱がんは，転移病巣はないが骨盤壁あるいは腹壁まで浸潤したとき(T4b N0M0)，あるいはT分類に関係なくリンパ節転移か遠隔臓器転移が存在している場合(anyTN1-3M0 あるいは anyTanyNM1)と定義される．通常，この状態においては根治を期待することは困難で，何らかの併用療法を駆使し，日常生活のQOLを維持した延命ある

いは症状緩和が主目的となることが多い．

　すでに遠隔転移を有する anyTN1-3M0 あるいは anyTanyNM1 に対する治療としては，腎・心・肺機能が許容するならば，M-VAC 療法や GC 療法による全身的化学療法が第一優先となる．骨転移痛，局所再発，その進展による骨盤痛などがあるときには症状緩和の目的で局所的な放射線治療の追加を考慮する．これらの治療による有効性は，Stage Ⅱ，Ⅲに対するものと同じで，根治は実現しがたいが，延命効果は期待できる．

オピオイドの投与

　トラマドールは合成の中枢性鎮痛薬で，オピオイドμ受容体に低い親和性をもち，δ/κ受容体には親和性がない．また抗うつ薬様のセロトニン・ノルアドレナリン再取り込み阻害作用をもつ．そのため，弱オピオイドとしての効果以外に，神経障害性疼痛に対する有効性も期待されている．モルヒネなどの強オピオイドに比べ，副作用の頻度は低いが，有効限界があるといわれている．NSAIDs で十分な鎮痛効果が得られない場合，神経障害性疼痛が関与している場合に開始を考慮する．

積極的治療から症状緩和へ

　あらゆる臨床病期において，手術療法，化学療法，放射線治療が行われても根治が得られないときには，積極的治療を断念し，症状緩和を目標とする段階に至る．その場合，病巣の進展とともに，さまざまな症状が出現するため，状況に合わせた症状緩和対策が考えられなければならない．

　膀胱が温存された状態で，骨盤底において局所進展がみられたとき，①蓄尿・排尿などの膀胱機能障害(血尿，頻尿，排尿痛，膀胱テネスムス，膀胱タンポナーデなど)，②尿管閉塞による水腎症，腎後性腎不全が重要な問題になる．さらには膀胱温存の有無にかかわらず，③骨盤内での局所進展による骨盤・会陰部痛，排便障害，下肢浮腫などが出現する．さらに，④肺・骨・肝などの遠隔臓器への転移病巣が増大すると，それぞれの臓器機能障害を引き起こす．

経過 3　緩和医療科外来での介入（泌尿器科と緩和医療科との併診開始）

医師の考察

痛みのコントロール

　C さんは持続痛を訴えており，それは体動時に増強していた．痛みの部位は右肩甲骨内側，右肩，右腸骨付近に限局しており，これまでの経過より新たな骨転移による体性痛と考えた．また，ロキソプロフェンナトリウムの内服は継続していたが，痛みのコントロールは不良であった．

　オピオイドの使用に関して C さんが不安を訴えていたため，副作用について，また強い痛みに対して使用する鎮痛薬であること，痛みが他の治療で軽減すれば中止することもで

きること，依存症になる可能性は非常に少ないことなどの説明をし，まずは痛みの増強時に服用できるようオキシコドン速放剤(オキノーム®散2.5 mg)を処方した．そのうえで，骨転移痛に対しては放射線治療が奏効する可能性があることを説明し，放射線科受診を勧めた．

看護のポイント

CNSの役割：外来での継続看護の実践

当院ではCNSが，通院治療センターと緩和医療科外来，緩和ケアチームを兼任している．治療の時期を問わず，継続看護の重要性を意識しながら，各部門や多職種間がスムーズに連携していけるよう対応し，それぞれのつなぎ役としての役割を果たしている．

苦痛症状を緩和するためのケアのポイントとして，まずは症状体験の語りをうながすことが大切である．通院治療センターにおいてもセルフケア指導のための説明を急がず，訴えを傾聴し，患者の症状体験に基づき，治療との関係や症状の特徴について話し合う．そして，できていることは支持的に評価し，さらに工夫できることを患者と一緒に考えている．そうすることで，患者は症状に対する理解を深め，納得して取り組むことができるようになる．

Cさんが通院治療センターで化学療法(GC療法)を受けていた頃からCNSがかかわり，味覚障害や食欲不振，骨髄抑制などの化学療法の副作用に対してケアを行っていた．

Cさんの病態や治療目的を考慮すると今後の病状進行は避けがたく，予後は厳しいことが推測できた．外来における治療期から，Cさんや妻とのコミュニケーションを図り信頼関係を築いていくことは，今後の療養を支えていくうえでも重要であると考えていた．

緩和医療科外来を初めて受診したCさんは「緩和で診てもらうことになり，少し緊張して来たけれど，よく知っている看護師がいてくれて安心した」と語った．Cさんだけに限らず，CNSは緩和ケアに対する患者や家族の多様なニーズを把握し，安心して気持ちを表出できる環境づくりと関係性の構築に努めている．

外来における痛みのマネジメントの実際

■外来でのCさんの訴え

「自分のことは何とかできていますが，背中が痛みます．特に右側の肩甲骨のあたりと腰のあたりが痛いです．こたつから立ち上がるときに右手をついたりすると肩がすごく痛いです．"ズキン"とくるような痛みです．痛み出したのは10月末ごろからで，鎮痛薬は泌尿器科でもらっていますが，痛みは徐々に強くなってきています．

以前から自分の症状を記録していますが，最近は字を書くとすぐに疲れてしまいます．食欲はあります．病気に負けないよう日課としている散歩は続けており，毎日2 kmぐらいは歩いています．夜は何度か排尿で目を覚ましますが，幸いなことにまたすぐ眠れます．

医療用の麻薬というとモルヒネですか？　モルヒネとか聞くと怖いイメージがあります．父を20年前にがんで亡くしており，どうもそのときのイメージがね．放射線治療もどうかな……．放射線科の医師から話を聞いたうえで考えてみます．……どうも私が読んだ本が悪かったかな」

■薬の適切な使用による痛みのコントロール

　痛みは患者の主観的体験である．痛みの特徴や程度，痛みが患者の生活にどのような影響を及ぼしているのかなど，患者が体験しているつらさを聴くことからケアが始まる．

　骨転移のある患者に新たな痛みが出現した場合，骨転移の進行を念頭においてアセスメントを行う．痛みの原因を身体所見や画像所見から評価し，骨転移痛を想定しながら問診を進めていく．痛みの部位や範囲，痛みの特徴や現在の治療効果，痛みの表現などについて丁寧に聴取する．骨転移痛の特徴としては，部位が限局的で体動に伴い増強する体性痛で，ズキズキといった鋭い痛みとして表現されることが多い．

　さらに痛みのパターンとして持続痛，突出痛の有無を確認し，突出痛があれば，それは予測可能かどうかも把握する．また食事や睡眠への影響，診察時の姿勢や表情などから日常生活やQOLに及ぼす影響についてもアセスメントしていく．

　Cさんは，自身の痛みについて「右手をつくとズキンと痛む」など的確に表現することができており，これまでのかかわりを通してCさんのセルフケア能力は高いと判断した．

　今回Cさんは，痛みが今までの鎮痛薬では抑えられなくなってきていること，少しずつ日常生活への支障が現れてきていることを自覚していた．しかし，医師から医療用麻薬の提案を受け，いよいよ自分にもモルヒネが必要なのかという思いと，父親を看取った昔のあまりよくない印象を重ね合わせ，漠然とした恐怖感や抵抗感をもっていた．また，本を読み，さまざまな情報を得ることで，かえって不安を増幅させていた．医師からの説明でこれまでの誤解を修正したり知識不足を補ったりはできたとしても，骨転移の進行という事実は受け入れがたく，そのことがオピオイドの使用を躊躇させている要因となっていることが考えられた．

　痛みの状況からオピオイドの導入が必要と考えられたが，Cさんの希望や心理状態，痛みの程度を考慮し，Cさんがオピオイドを受け入れる心の準備が整うよう，Cさんの選択を尊重し，医療者の一方的なペースにならないように細やかな配慮を行った．Cさんの思いを傾聴し，ともに今できる最善の対策を考えていこうという姿勢で話し合い，医師から提示されたオキシコドン速放剤は，痛みがつらいと感じられたときに使用できるよう，安心のためのお守りとして持っておいてはどうかと提案した．さらに副作用とその対策について説明し，困ったときには電話で相談するようCさんのセルフケア能力を支持し，サポートしていった．

■痛みを誘発させない日常生活の工夫

　来室時の歩行動作やいすに座って診察を受けている間の姿勢などを観察していったが，特に問題はないようであった．予測できる突出痛に対しては，痛みを誘発する動作をできるだけ避けられるように日常生活において工夫や改善できる点，例えばこたつではなくいすのほうが立ち上がりは楽であるなど，日常生活と照らし合わせて具体的に話し合った．

　7月に病的骨折予防のためTh5-8に放射線治療を施行しており，骨折の危険性についての認識はあったが，元々体力には自信があるCさんは，努力して体力保持をしようと無理をしてしまう可能性があった．すでにL1-3椎体の骨転移を認めており，圧迫骨折などの危険性も考慮し，腰にかかる負担が軽減できるよう，体を大きく捻じる動作，極端な反り返りや前かがみの姿勢は避ける必要があった．一方的に制限や危険性を伝えるのではな

く，Cさんの理解を促し，ADLと結び付けて考えられるよう配慮した．

放射線治療の提案についても，オピオイド導入と同様にCさんの心配な気持ちに寄り添い，まずは放射線科医師と話し合ってから決めたいという意向を尊重した．

ケアや治療の成果（結果・評価）

1週間後に再診の予約であったが，緩和医療科の初診後5日目にCさんから「この前，出してもらった薬を飲んでみているがあまり変わらない」という電話相談があった．処方された薬の残量もわずかとなっており，本人の意向もあり同日定期外受診となった．

Cさんは前回帰宅後，オピオイドに対する拒否感を自ら考え改め，我慢せずに服用していこうとオキシコドン速放剤を朝夕定期的に服用していた．突出痛の有無に関係なく，定期的に内服していたため，全く効かないというわけではないものの，その効果がわかりにくいようであった．安静時にもジワジワとした鈍い痛みが認められたため，Cさんに再度，薬の特徴について説明すると「そうやった，そう聞いた，今思い出したわ」と話し，あらためて理解を示した．

そこでCNSはCさんの内服方法を否定せず，Cさんなりの考えのもとで，そのように至ったことを認め，一緒に薬の特徴や適切な内服方法について話し合った．今回は，オピオイドに対する受け入れに問題はないと判断し，オキシコドン徐放剤が定期薬として開始された．パンフレットを用い，視覚的な効果を活用して理解を促すとともに，自宅でも確認でき家族にも伝わるよう説明を行った．

オピオイドに強い抵抗感を抱いていたCさんにとって，まずはその思いを医療者が理解し待つという時間をもったことは，Cさん自身の自発性をうながし，Cさんらしく医療者と協働して痛みのマネジメントを行っていくためには必要不可欠であったと考える．

そうしたやりとりの中で，薬の効果がなかったわけではなく，自分の服用の仕方が適切ではなかったとCさん自身で気づくことができた．このようにCNSはCさんの体験を無駄にすることなく，痛みのマネジメントに対する認識を深めていけるよう支援し，Cさんは納得してオピオイドの定期内服を開始することができた．

経過4　入院，緩和ケアチームの介入開始

医師の診断と治療計画

この時点では，生命予後は比較的保たれていると考えられ，腎瘻造設が選択された．

腎後性急性腎障害では，痛み，血尿，下部尿路症状などがみられる．急性の尿路閉塞の場合，膀胱，尿管や腎被膜の拡張に伴い恥骨上部痛や側腹部の痛みが発現するが，閉塞が緩徐に進行した場合，無症状である．腎後性急性腎障害は，両側尿路閉塞，片腎の場合の反対側の片側性尿路閉塞，膀胱頸部や尿道の閉塞が原因となる．尿路閉塞を介助することによって速やかに回復する．閉塞の解除には，泌尿器科医などの専門医との連携が必要となる．治療は閉塞の部位，程度，原因，全身状態や生命予後によって異なる．適応があれば，膀胱留置カテーテル，膀胱瘻造設，腎盂や尿管にカテーテル挿入，尿管ステント留

置，腎瘻造設，尿路変更などの処置を行う．

看護のポイント

　入院後，右側腹部，腰部などにも痛みが出現し，オキシコドン徐放剤を 40 mg/日に増量したが，痛みに加え，食欲不振，嘔気，便秘などの症状に再び悩まされるようになった．次第にベッド上での生活が中心となり，妻に強い口調で怒ったり，イライラしたりする様子が見受けられた．

　病棟看護師らは症状コントロールだけでなく，病状進行とともに C さんらしさが失われてきていることが気になっていた．そんな C さんに対して病棟看護師らは，C さんらしさが失われてきているのは，身体面だけでなく，病状の進行に伴うさまざまな要因が関係しているのではないかと気づきかけていた．そこで CNS は C さんの全人的苦痛について話し合うため，病棟看護師らとカンファレンスを行った．その場で，C さんの苦痛の背景には何が起こっているのかを病棟看護師らが考えられるよう導き，ケアの方向性を検討する機会とした．

全人的苦痛の 4 つの側面

■ 身体的苦痛

　骨転移は診断時に指摘された胸椎・腰椎に加え，新たに肋骨，肩甲骨，上腕骨に認めている．ベッド上でファーラー位や側臥位をとる際に荷重が加わると腰部や背部，上腕の痛みが増強し体動が困難で，日常生活動作（ADL）が著しく低下した状態である．

　多発性骨転移に伴う痛みに対して，放射線治療に期待をしている反面，病状の進行から新たな痛みが出現してきている．オキシコドン速放剤を使用し，その効果は感じているが，便秘や嘔気などの症状も伴うため，C さんはいろいろと考えてオキシコドン速放剤の使用を控えてしまっている．

　いろいろと考えて対応することは C さんらしさではあるが，そのため痛みが緩和できず，自己コントロール感を失っている状態である．

■ 精神的苦痛

　今まで当たり前のようにできていたこと，自分なりに考えて貫いてきたことが思うようにできなくなってきたことに加え，排便介助，食事のセッティングなどにも他者の援助が必要となったことに対して自尊感情が低下し，いらだちを認めている．

■ 社会的苦痛

　家庭では元々強い夫，父親としてその役割を果たしてきたため，妻や子どもたちに弱いところは見せたくない，これ以上は心配をかけたくないと考えている．

　また，楽しみであった少年野球のコーチとしての役割を果たせないこと，特に孫とのキャッチボールを楽しみにしていたが，現実的に叶えることが難しくなってきており，その落胆が大きい．

■ スピリチュアルペイン

　骨転移が進行して ADL が低下し，自立性の維持が困難になってきている．

　20 年前に亡くなった父親の最期のイメージが，死の恐怖につながっているのではない

か．あまり弱音を吐くほうではないが，生きる目標，張り合いのようなものを失いかけているのではないか．

全人的苦痛のアセスメント

これらの話し合いから，放射線治療の途中ではあるが，便秘や嘔気などの症状からオキシコドン速放剤が効果的に使用できておらず，痛みのコントロールが不十分な状況であると考えられた．また，他者への依存，できなくなったことに対する悲嘆，今までバリバリと何でもこなしてきたCさんの苦しみの核となるものが，自立を失うつらさや目標や張り合いを失うつらさであり，これらがCさんの痛みの閾値を低下させていると考えられた．そこで，Cさんの自律性，Cさんらしさを尊重し，可能な範囲でCさん自身が症状マネジメントに参加できることを目標にケアを行っていくこととした．

ケアの実際：症状マネジメント

これまで通り，Cさんの体調のよいときを選び，ケアについては，その理由と対処方法について説明し，Cさん自身が選択できるようにした．例えば，排便コントロールについて，緩下剤の使用においてはCさんの下痢に対する不安などを傾聴して少量から調節し，浣腸を使用して定期的な排便コントロールを図り，精神的な負担感の軽減に努めた．

このように便秘症状の改善に努め，オピオイドのタイトレーション，適切に気兼ねなくオキシコドン速放剤の使用ができるように対応していくという方針をCさんにも伝え，Cさん自身に対処方法を選択してもらうという姿勢で痛みのマネジメントを行っていった．

また，Cさんは以前からベッド上での運動を自分なりに工夫して，下肢の筋力低下予防に取り組んでいた．そこでCさんが行ってきた運動をもとに緩和ケアチームの理学療法士が中心となって，より専門的な視点から床上でできる運動や負担の少ない移乗の仕方などを指導した．

このようにCさんができることに目を向けられるようかかわり，孫とキャッチボールがしたいという目標を支えながら，まずは実現可能な車いす移乗を目標にしてリハビリを行った．

ケアや治療の成果（結果・評価）

痛みをはじめとした諸症状のマネジメントは，例えば，レスキュードーズの使用方法など，Cさんが無理なく選択できるように提示し，Cさんの意向を尊重したケアの提供に努めた．Cさんの選択した方法で痛みの緩和がうまくいくときもあれば，そうでないときもあったが，その都度Cさんと相談し，Cさんの考えも反映しながらケアを続けた．Cさんは車いすに移乗し，散歩に行くことにも意欲的に取り組んでいたが，徐々に倦怠感が強くなり，緩和ケア病棟に移って静かに療養することを希望した．

遠方から娘家族が面会に来た際，孫とのキャッチボールは実現しなかったが，自慢げに孫の野球センスのよさをCNSや看護師に話したり，孫と野球の話をしたりして穏やかな時間を過ごすことができた．

Cさんは，できないことが増えるなかでも，できることに目を向け，例えば薬剤の使用

においても自分の考えや意思をしっかりと表出し，医療者とのパートナーシップを維持しながら痛みのマネジメントに参加することができた．これらのかかわりは，病状は進行していくなかでもCさんの希望をつなぐ援助になったと考える．

経過5　その後の経過（緩和ケア病棟）

医師の診断と治療計画

　がん患者では，予後1か月頃から全身倦怠感，食欲不振，便秘，不眠などの症状の出現頻度が増加する．予後2週頃よりせん妄が増加し，数日前より不穏や死前喘鳴がみられる．また，ADLの障害に関しては，予後2週ごろより自力移動の障害の頻度が高くなり，死亡数日前より水分摂取や会話，応答の障害が出現する．

　右肩，右側腹部から腰部，背部，右下肢の痛みは持続しており，また喀痰喀出困難，咽頭痛による嚥下困難も認められたため，オキシコドン徐放剤40 mg/日からオキシコドン注射薬30 mg/日に投与経路を変更した．骨転移痛の場合は，オピオイド単独での鎮痛は難しく，NSAIDsの併用は必須であること，さらにステロイドも骨転移痛に対する鎮痛補助薬として有効であることから，NSAIDs（フルルビプロフェン，ロピオン® 150 mg/日），ステロイド（ベタメタゾン，リンデロン® 4 mg/日）の点滴を開始した．

　数日後の血液検査の結果では，肝胆道系酵素の値が著明に上昇しており，リンパ球数も著明に低下していた．また，血小板数の減少もみられた．さらに咽頭の分泌物貯留，左下肢の浮腫を認めた．

　肝転移の増大による病状の悪化と考えられ，家族には予後1～2週間の可能性が高いことを説明した．急激な病状の悪化であり，家族の動揺も大きかったため，時間をかけて説明した．

　さらに咽頭の分泌物貯留，左下肢浮腫が出現してきた時点で，不可逆的な悪液質の状態と判断し，浮腫や気道分泌の軽減を目的に輸液量を1日500 mLに減量した．家族には，高カロリーの輸液を行っても身体が利用できない状態に変化してきており，Cさんの負担を軽減するために輸液量を減量すること，余命としては1週間も厳しいかもしれないことを伝えた．

　このように，緩和ケア病棟では，Cさんの日々の変化に対応し，疼痛をはじめとした苦痛の緩和に努めた．家族にも病状説明が繰り返し行われ，Cさんだけでなく，Cさんに付き添う家族に対するケアが行われた．Cさんは，緩和ケア病棟で静かな時間を過ごし，X＋1年1月下旬，家族に見守られながら亡くなった．

文献

引用文献
1）日本泌尿器科学会．（2009）．膀胱癌診療ガイドライン2009年版．医学図書出版．
参考文献
1）緩和医療ガイドライン作成委員会（編）．（2010）．がん疼痛の薬物療法に関するガイドライン

2010年度版．金原出版．
2）小林直子（編）．（2014）．？（ハテナ）から看護がわかる 骨転移まるごとQ＆A．プロフェッショナルがんナーシング，4(1)，49-76．
3）国立がん研究センター内科レジデント（編）．（2013）．がん診療レジデントマニュアル 第6版．医学書院．
4）小松浩子，中根 実，神田清子，嘉和知靖之，星 章彦，雄西智恵美，田墨恵子，飯野京子，森 文子，矢ヶ崎香，渡邉眞理，清水奈緒美．（2013）．系統看護学講座 別巻 がん看護学．医学書院．
5）梅田 恵，射場典子（編）．（2011）．看護学テキストシリーズ NiCE 緩和ケア―大切な生活・尊厳ある生をつなぐ技と心．南江堂．

（村木 明美，清水 美恵）

4 安全の保障と安心できる日常生活の調整
―消化器がんからの骨転移

　消化器がんは，食道・胃・大腸・胆管・膵臓・肝臓といった消化器のがんである．骨転移の原発臓器の特徴として，発生頻度が高いのは乳がんや前立腺がんで，消化器がんでは発生頻度が少ない．消化器がんの場合，骨転移を発症してからの生存期間が乳がんなどに比べ非常に短いのも特徴である．消化器がんのなかで骨転移の多い原発臓器は，胃がんが最も多く，次いで肝がん，大腸がんと続く[1]．

　治療薬の開発・普及による生存期間の延長のため，以前は少なかった消化器がん骨転移のケースに遭遇する機会は増している．

　骨転移が生じることによって患者は病状の進行を目の当たりにし，自らの死期が近いのではないかと不安を抱く．特に消化器がんの場合，乳がんなどと異なり，がんによる全身への影響が著明な時期に骨転移を生じるため，全身状態の低下や骨転移以外の複数の症状とが複雑に絡み合い対処に難渋しやすい．さらに近年の分子標的薬の発展に伴い，骨転移がありながらも化学療法を続けているケースも少なくない．以前は，骨転移と診断されて間もなく神経麻痺を起こして亡くなってしまうケースも多かったが，近年では放射線治療やリハビリなどを取り入れることで長期にわたる療養が可能になってきている．このような状況のなか，看護の役割はさらに増し，骨転移を抱えながらもがん治療を続けながら療養生活を送る人々への支援が求められている．

　今回は進行期肝がんのケースを振り返り，消化器がん骨転移の患者に対する看護を深めていきたい．

症例

Dさん　70歳代，男性．
診断名：肝細胞がん，病期：Stage IVb
既往歴：C型慢性肝炎治療後，約20年間はウイルス学的著効状態（sustained virological response：SVR），気管支喘息．
職業：無職．定年退職後は近くの公園を散歩して過ごすことが多かった．
家族構成：妻と2人暮らし．子どもは皆独立しており，自宅近郊に住んでいる．家族関係は良好であるが，子どもに対して遠慮があり，療養上の面倒をかけたくないという思いが強い．
性格：朴訥とした話しぶりで気持ちをうまく伝えられない不器用な性格．
病気や治療の受け止め方：がんに罹患したことにショックを受けており，小さな変化にも動揺が大きい状態だった．診断時はStage IIで手術が可能との説明に希望をもっていた．「手術して早く元通りの生活をしたい」という思いで外来通院していた．診断後3か月目にはがんが進行し肝外転移を認めStage IVbと判断された．

自覚症状：肝がんに伴う易疲労感の自覚あり．右腹部の鈍痛，腰背部に持続する痛みを自覚していた．腰背部に関しては体動時に痛みの増強がみられた．

痛みのマネジメント：自宅での鎮痛薬の管理状況は，フェンタニル（フェントス®）テープ（1 mg）の貼り替えを妻が行い，レスキュードーズもDさんが必要時使用できていたことがわかった．レスキューはオキシコドン（オキノーム®散 2.5 mg）1〜2回/日の使用でNRS 2程度を維持し，不眠や活動量の低下はみられなかった．病状として引き続き腫瘍の出血など急変のリスクが考えられたため，受診行動が必要となる症状をDさんと妻に説明するなどしてかかわった．

■肝がん罹患から入院まで…[経過1]

Dさんは数十年前にC型慢性肝炎に対しインターフェロン治療を受け，寛解（SVR）となる．以後は定期検診を受けていなかった．

X年10月，肝細胞がん（以下，肝がん）と診断される．数日後に急激な腹痛が出現し，腫瘍からの出血疑いで当院消化器外科を紹介され緊急入院した．入院時のデータを**表4-2**にしめす．

止血目的で経カテーテル的肝動脈塞栓術を受けた．肝左葉に120 × 120 × 120 mm大の巨大な肝細胞がん（HCC）を認めた．剣状突起下から細部上縁までの外側区域に巨大な腫瘍を形成し，内部はTAE後の壊死部が散見され被膜を有し，頭側には血腫を認めた．T2（120 mm，単発）N0M0にてStage IIと診断された．腫瘍サイズは大きいものの限局性であり外科的切除の方針（3か月後手術予定）となり，約1か月後に退院した．

初回入院中から腹痛や腰痛を訴えており，フェンタニル貼付剤（フェントス®テープ1 mg），オキシコドン速放剤を使用していた．この時点では骨転移を認めていなかった．

■急激ながんの進行と治療方針の変更…[経過2]

発病から2〜3か月後，手術を控えて外来通院中であったが，再度肝腫瘍から出血の疑いで2度目の緊急入院となった．肝がんは多発化し，左肺，胸椎転移も疑われるなど短期間で急激ながん進行を認めた．外科医師からDさんと妻に対し「肝臓の腫瘍が多発して肺と骨にも転移している，手術は困難であり内科的治療を勧める」との説明を受け，Dさん，家族ともに内科的治療を希望され転科する運びとなった．

3日後，消化器内科に転科し，CT下肺腫瘍生検，骨シンチグラフィなど全身精査が行われた．腰背部痛の原因検索のため腰部MRIも実施された．諸検査の結果，元々の左葉外側区の巨大腫瘍に加え，肝両葉に多発腫瘍（S5〜6に15 mm大，S4辺縁や左葉外側区に5 mm大が散在），多発性肺転移，骨転移（Th11，左第4肋骨）を疑う所見を認め，病期はStage IVb，進行期と診断された．

肝がん診断時からわずか3か月で遠隔転移を起こすまでがんが進行しており，その間に2度の肝腫瘍からの出血を併発しTAEを実施している．肝がんの治療アルゴリズムからは，手術・肝動脈化学塞栓療法（TACE）・ラジオ波焼灼術（RFA）などの局所療法は困難であり，分子標的薬ソラフェニブ（ネクサバール®）による全身化学療法の適応であった．ソラフェニブによる化学療法は効果が得られなくなるまで継続する治療である．また，がんが難治性で進行期の場合，ソラフェニブを用いても延命は十分には期待できない．Dさんの病状も，この治療が無効であれば他の治療手段はない状況であった．

Dさんと妻に対し消化器内科主治医から病状・治療方針についてインフォームド・コンセント（IC）が行われ，看護師も同席した．ソラフェニブによる全身化学療法の説明を受け，数日後に治療を選択し，ソラフェニブの内服開始が開始された．

表 4-2 入院時データ

入院時現症	身長 165 cm，体重 56 kg，血圧 126/64 mmHg，脈拍 80 回/分 体温 36.8℃，酸素飽和度 98%(room air)
入院時理学的所見	眼瞼結膜貧血なし，眼球結膜黄染なし，頸静脈怒張なし， 頸部リンパ節触知せず，心雑音なし，呼吸音清， 腋窩リンパ節触知せず，腹部正中に腫瘤触知（約 15 cm 程度）， 腹部圧痛なし，背部叩打痛なし，下腿浮腫なし， 神経学的所見：特記すべきことなし

■ 骨転移に伴う症状の予防…[経過 3]

　骨転移の診断は整形外科医へコンサルトされた．MRIや骨シンチグラフィの結果から第 11 胸椎，左第 4 肋骨に骨転移所見を認めた．自覚症状としては右季肋部，腰背部に持続する鈍痛，特に腰背部には体動時の突出痛があった．腰痛に対し腰椎骨転移の可能性も危惧されたが，整形外科の見解としては腰椎 L4，L5 のすべり症との診断であった．腰背部痛の原因は胸椎骨転移と腰椎すべり症が原因と考えられ，骨転移コルセットの作成，ペインクリニック外来での神経ブロック注射の適応となった．骨転移の骨関連事象（病的骨折，脊髄圧迫など）を予防するために，ゾレドロン酸水和物（ゾメタ®）の投与が開始された．

■ 骨転移の進行…[経過 4]

　ソラフェニブ導入後約 2 週間が経過し，有害事象はいずれも有害事象共通用語規準（CTCAE）Grade 2 以上の悪化はみられなかったため退院が予定された．しかし退院当日に左股関節に急激な痛みを自覚し，歩行困難となった．CT の結果，左骨盤（左恥骨）骨転移を認めたため退院は延期となった．

　症状は左股関節痛による歩行障害で，神経圧排による症状は認めなかった．整形外科医診察の結果，MRI による確定診断までは歩行禁止，ベッド上安静が指示された．

■ その後の経過…[経過 5]

　せん妄症状は次第に落ち着き，単回照射の効果もあり左股関節の痛みは緩和された．歩行状態はつたい歩きまで回復した．危惧していた転倒・転落や病的骨折は，日常生活の安全確保へ向けた見守り，食事のセッティングや清潔ケア，移動の援助などによって回避できた．さらに，手足症候群に対する下肢の軟膏塗布についても無理な姿勢で行わないよう看護師が介助し，退院後は妻が介助にあたれるように家族指導を行った．

　症例の呈示にあたっては倫理的配慮として，対象者が特定されることのないよう，経過，内容の再構成を行っている．

経過 1　肝がん罹患から入院まで

医師の考察

各種検査データ

　血液検査（表 4-3）では炎症反応の上昇のほか，腫瘍マーカーのなかでは肝細胞がんの腫瘍マーカーである PIVKA-Ⅱ のみ上昇していた．肝機能障害や腎機能障害などは認められ

表 4-3 血液検査データ（消化器内科転科時）

血算		単位	正常値	生化学検査		単位	正常値
WBC	10,100	/μL	3,500〜9,000	TP	7.1	g/dL	6.7〜8.4
RBC	440	×10⁴/μL	400〜550	Alb	3.4	g/dL	4.0〜5.1
Hb	13	g/dL	14〜18	T-Bil	1.1	mg/dL	0.3〜1.1
Ht	37.7	%	36〜50	D-Bil	0.1	mg/dL	0.3 以下
Plt	33.9	×10⁴/μL	15〜40	AST	18	IU/L	10〜30
				ALT	14	IU/L	5〜25
凝固試験		単位	正常値	LDH	168	IU/L	105〜220
PT	78	%	70 以上	ALP	241	IU/L	100〜350
APTT	43	秒	25〜45	γ-GTP	25	IU/L	10〜40
				AMY	42	IU/L	30〜130
腫瘍マーカー		単位	正常値	BUN	18.8	mg/dL	8〜22
AFP	3	ng/mL	10 以下	Cr	0.68	mg/dL	0.6〜1.2
PIVKA-II	731	mAU/mL	40 未満	Glu	105	mg/dL	61〜139
CEA	2.8	ng/mL	5 以下	Na	135.6	mEq/L	138〜147
CA19-9	6.1	U/mL	37 以下	K	4.9	mEq/L	3.6〜5.1
SCC	0.6	ng/mL	1.5 以下	Cl	99.4	mEq/L	102〜113
CYFRA	1.8	ng/mL	3.5 以下	CRP	12.35	mg/dL	0.2 以下
NSE	8.1	ng/mL	16.3 以下				

赤字：正常値上限以上　青字：正常値下限未満

なかった．軽度の貧血・アルブミン低下は炎症に伴うもの，もしくは加齢によるものと考えられた．

　ウイルスマーカー検査（表4-4）ではHCV治療後のパターンであった．HCV抗体は陽性であるがHCV-RNAは検出されず，HCVがいないことを示している．またHBVウイルスの各抗体上昇，抗原，ウイルス検出されないため，HBV既感染と考えられた．肝障害も認められず画像上も背景肝はほぼ正常であった．

肝細胞がんの治療経過

　以前C型慢性肝炎に対してインターフェロン治療を行いSVRとなったが，その後外来通院していなかった．X年秋頃より腹痛を時々認めたため，近医で精査を行ったところ肝臓に腫瘍を認め，精査入院予定であった．しかし入院前に急激な腹痛が起こり，他院救急外来を受診，肝腫瘍破裂が疑われ外科へ紹介となった．

　搬送後施行した造影CTにおいて肝細胞がん破裂および周囲に巨大血腫を認めたが，自然止血が得られており，緊急入院後は経過観察となった．後日待機的に肝細胞がん再破裂予防のため，経カテーテル的肝動脈塞栓術を施行した．肝造影MRI，全肝dynamic CT検査所見は，ともに典型的な肝細胞がんのパターンであり，肝細胞がんと診断し手術予定

表 4-4 ウイルスマーカー検査データ

ウイルスマーカー		単位	正常値
HBsAg	< 0.05	IU/mL	0.05 未満
HBeAg	< 1.0	S/CO	1 未満
HBcAb	9.9	S/CO	1 未満
HBeAb	77.2	%INH	50 未満
HBsAb	35.4	mIU/mL	10 未満
HBV-DNA	検出せず	Log コピー /mL	検出せず
HCVAb	13.68	S/CO	1 未満
HCV-RNA	検出せず	LogIU/mL	検出せず
HIV 抗体価	< 1.0	S/CO	1 未満

赤字：正常値上限以上

となった．

　自覚症状として腹痛や腰痛が改善しなかったため，肝被膜への腫瘍進展による痛みと考え緩和医療チームへ依頼，オピオイド導入となり痛みは軽快した．

C 型肝炎治療後の肝細胞がんの発現

　患者の背景は C 型慢性肝炎に対してインターフェロン治療を行い，ウイルス排除が得られている状態であった．血液検査でも肝障害は認められず，健常者と同等の肝機能であるが，ウイルス排除後であっても肝細胞がんの発現は健常者と比べると年々高くなることがわかっており，3 か月ごとの血液検査および 6 か月ごとの画像検査を定期的に行うことが推奨されている．

　肝細胞がんの診断はほかのがんと違い画像的診断のみで行うことも多く，本症例は CT および MRI で典型的な画像であるため肝細胞がんと診断している．

経過 2　急激ながんの進行と治療方針の変更

医師の考察

　術前に一度退院したが，再度腹痛および背部痛を認め，出血の疑いで再入院となった．
　精査を行ったところ，肝臓内に腫瘍が多発しており，また肺にも新たに腫瘍を認め手術不能と判断，消化器内科へ転科となった．肺腫瘍が原発性か転移性かを判断するため CT 下肺腫瘍生検を施行し，病理組織診断で肝細胞がん肺転移と診断した．また脊椎 MRI で胸椎への転移も認められた．多発肝細胞がん，骨転移，肺転移，病期は Stage IVb であった．パフォーマンス・ステータス(PS) 1，C 型慢性肝炎治療後 SVR であり肝機能は良好であった．

　肝細胞がんに対する治療としては手術による肝切除，ラジオ波焼灼術，経カテーテル的

肝動脈塞栓術，肝動脈内注入化学療法，抗がん剤，肝移植といった選択肢があるが，すでに肺と骨へ転移しているため局所治療の適応はなく，またミラノ基準（肝移植を行う際の基準）からもはずれるため肝移植も適応外であった．治療としては内服の抗がん剤の適応であった．抗がん剤は肝腫瘍だけでなく，骨転移が増大しないよう効果を期待していることも含めDさんと家族へICし，抗がん剤による治療を希望されたため，抗がん剤の内服を開始した．

治療方針の変更

肺に新たな腫瘍が出現し，肝細胞がんの転移か原発性肺がんかで治療方針が変わってくる．そのため，肺に関しては病理学的検査を追加した．結果，肝細胞がんの肺転移であり，がんの臨床病期はStage IVbで経口抗がん剤を選択した．

肝細胞がんの治療は，肝機能と全身状態により治療できないケースもある．本症例は肝機能および全身状態良好であり，抗がん剤内服を開始することができた．

看護のポイント

全人的苦痛のアセスメント

Dさんの自覚症状は，肝がんに伴う易疲労感，右季肋部や側腹部の鈍痛，腰背部に持続する痛み，そして不安感や焦燥感が主なものであった．痛みの強さは「全体的にNRS 6」と表現していた．右季肋部や側腹部の鈍痛は肝がんに起因する内臓痛と考えられた．腰背部痛は体動時に増強するため，胸椎骨転移との関連も疑われ，整形外科医にも相談する方針となった．肝機能は保たれていたが，易疲労感，倦怠感，食欲不振（摂取量は通常の半量程度）を自覚していた．肺転移による呼吸器症状は認めなかった．

Dさんにとって肝がんの発症は，穏やかな老後を過ごしていた矢先の衝撃的な出来事であった．診断時はStage IIで，手術が可能であることに希望を抱いていた．しかし，診断3か月後にはがんが急激に進行して転移を認めたことを受け，気持ちの落ち込みや焦燥感を募らせた．手術困難と説明を受け内科へ転科した後も，手術を目指して黙々と歩行訓練する姿が見かけられた．「腰は痛いけど歩ける．手術できるかもしれないしね．歩かないと」とハイテンションな口調で話していた．

初回入院時から緩和ケアチームが介入しており，この時点ではフェンタニル貼付剤（フェントス®テープ1 mg）に加えてアセトアミノフェン（カロナール® 2,400 mg）が追加された．体動時痛に対しレスキューのオキシコドン速放剤（オキノーム®散 2.5 mg）を1日3～5回使用することによって，日常生活を自立して過ごすことができていた．また，抗精神病薬オランザピン（ジプレキサ®錠 2.5 mg）によってうつ症状への対応も行われていた．

内科治療の方針を話し合うためのIC前日，Dさんは廊下を歩行中に「怖い……．どうしたらいいかわからない」と涙を流してしゃがみこんでしまった．がんの進行や治療への不安が高まっていると考えられた．数日前からレスキュー回数も増えており，不安の高まりが痛みの悪化にもつながっていると判断できた．定年退職後，家族と穏やかな生活を送っていたDさんにとって，短期間でのがん進行・転移，治療方針の変更といった出来

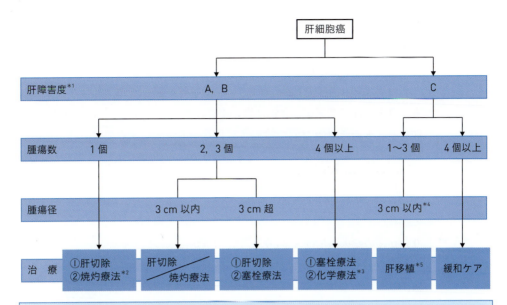

図 4-9 肝細胞がんの治療アルゴリズム
〔日本肝臓学会．(2013)．肝癌診療ガイドライン 2013 年版．p.13 より引用〕

事に直面し，ストレスの高い状況におかれたことも，全人的苦痛へ影響を及ぼしていると考えられた．

看護支援

　看護チーム内でカンファレンスを開催した．Dさんは，短期間でのがんの進行・転移，治療方針の変更というストレスの高い出来事に直面したことで，感情のバランスが崩れてしまった，とスタッフ間で理解した．そして，Dさんにとって痛みとは，自身に起こっている現実をつきつけられるようなつらい症状になっていると推察した．主治医と話し合い，Dさんが病気や治療について考えられる心理状態にないと判断し，ICは延期された．

　看護師は支持的態度でそばにいること，Dさんの痛みを緩和することを優先にかかわった．ベッドサイドにいる時間をとって清潔ケアを援助したり，日課になっている歩行訓練の前に予防的にレスキュードーズを使用することを提案するなどした．Dさんは，手術が困難であることや今後自分の体がどうなっていくのかが不安であることなど，思いを表出するようになった．

　精神的に落ち着いたところでICが行われ，看護師も同席した．分子治療薬ソラフェニブ(ネクサバール®)による全身化学療法の説明を受け，数日家族と相談した後に治療を受けることを選択した．

　肝細胞がんの治療アルゴリズム(**図 4-9**)[2]，および投与スケジュールや主な有害事象で

ある手足症候群や高血圧,食欲不振,倦怠感の観察についてスタッフ間で共有した.高率で発症する手足症候群の予防ケアについては,患者の心理状態を加味して看護師主導で始め,ゆっくりと段階的にセルフケアへ移行するように計画した.

有害事象の出現はDさんのPSや生活の質(以下,QOL)を低下させる危険性があること,さらにはソラフェニブの効果が得られなかった場合,ベストサポーティブケア(BSC)になることをスタッフ間で情報共有した.予測的な観点では,肝がん診断後約3か月で転移していることからも,がんを制御しきれない可能性もあった.病状の進行を早期発見するための観察項目もあわせて整理した.

経過3 骨転移に伴う症状の予防

医師の考察

骨転移の診断と症状マネジメント

転科時には腹痛,背部痛の原因が不明であった.腹痛は間欠的で,モルヒネ開始後から便秘傾向であった.腹部X線写真でも便塊が多く認められ,モルヒネによる便秘が原因と考え,緩下剤を開始し調整したところ,排便コントロールは良好となり腹痛は消失した.

背部痛は持続的で,脊椎MRIを施行すると,Th11の脊椎と左第4肋骨に骨転移,L1,L2に椎間板ヘルニア,L4,L5に(腰椎)すべり症の所見を認めた.疼痛の原因は骨転移と腰椎すべり症によるものと考え,既往に喘息があるためロキソプロフェンナトリウムは使用せず,骨転移の疼痛コントロールとしてアセトアミノフェン(カロナール®)2,400 mgを追加した.痛みはある程度軽減したが,疼痛は残存した.疼痛部はL5領域中心の腰下肢痛で,コルセットも整形外科にて調整されたが大きな改善はなかった.

治療法の1つとして神経ブロックを提案し,穿刺のリスクもふまえたうえで,最も出血・神経損傷などのリスクの少ない仙骨部硬膜外ブロックを施行したところ,痛みは軽快し,歩行も問題なくなった.神経ブロックの施行により痛みは改善できるとDさん自身が理解したことにより,今後痛みの増強が認められた折も,腰下肢痛は神経ブロックで軽快するとの認識が確立された.

原因が骨転移による痛みか非がん・加齢などによる痛みかにより,穿刺によるリスクは大きく変わってくる.骨転移の可能性が否定できない症例では,「骨転移」と考え安全に穿刺・ブロックすることが第一と考えられる.腰部・胸部硬膜外ブロックを施行し,硬膜外血腫・膿瘍などの合併症を惹起すると,さらに辛い症状の出現は避けられない.今回のような症例では,L5の痛みに対しては仙骨部硬膜外ブロック・神経根ブロック,腰痛には椎間関節ブロック・腰神経叢ブロック,側胸部の痛みには肋間神経ブロックなどを選択することが多い.

肝がんに対する抗がん剤の内服治療開始後も,疼痛はオピオイドとアセトアミノフェンの併用でコントロール良好であった.また,転移性骨腫瘍に対して病的骨折などの骨関連

事象予防目的に，ゾレドロン酸水和物(ゾメタ®)も投与した．

痛みのマネジメント

　転科時，すでにオピオイドは導入されていたにもかかわらず腹痛と背部痛を認めた．
　オピオイドはがん性疼痛に有効であるが，副作用として便秘や傾眠が出現しやすい．便秘に対しては緩下剤の調整でマネジメントを行うが，モルヒネの量が多くなりすぎると日中も眠くなってしまいQOLが落ちる．本症例でも，背部痛の緩和のためフェンタニル増量を試みたが，傾眠がみられたためアセトアミノフェンの併用と神経根ブロックにより痛みのマネジメントを行った．また，転移性骨腫瘍はCTでははっきりしないケースも多く，MRIによる画像検査も追加で施行した．本症例では，脊椎と骨盤への転移はCTでははっきりしなかった．

骨破壊の進行予防

　転移性骨腫瘍による骨関連事象，つまり骨破壊の進行予防などに対しては，現在2種類の薬(ゾレドロン酸水和物，デノスマブ)で有効性が示されている．転移性骨腫瘍による症状予防を行うことができれば患者さんのQOLを保つことに大いに貢献できるため，現在積極的に使用されている．また，今回のケースのように，骨転移では科の領域を超えた診断や治療が必要となるため，整形外科や緩和医療チーム，看護師，薬剤師といった多くのスタッフのサポートのもと診療にあたっている．

看護のポイント

骨転移による痛みのアセスメント

　骨転移の部位は第11胸椎，左第4肋骨と診断された．Dさんは腰痛も訴えていたが，腰椎や骨盤への転移ははっきりしなかった．腰痛の原因は胸椎転移の影響もあるが腰椎すべり症も認められたため，コルセット着用による保存療法とブロック注射により痛みの緩和が行われた．看護チームはNRSによる痛みの測定やレスキュードーズの使用回数，ADLの状態を観察した．ブロック注射後からはレスキュードーズの使用回数が減少し，体調のよい日は日課の歩行もでき，痛みの緩和が図れていると評価できた．
　ブロック注射後数日は腰痛が軽減したが，ソラフェニブ(ネクサバール®)導入後から徐々に背部痛が悪化し「座った姿勢がつらい」と訴えるようになった．ソラフェニブ内服導入後1週間経過したころよりGrade 2の食欲不振，Grade 2の下痢出現やGrade 2の倦怠感・易疲労感の悪化を認めた．NRSは6-8，レスキュー回数は1日8回まで倍増した．手足症候群がGrade 2まで悪化したが，腰背部痛が強く自力での下肢への軟膏塗布は難しくなった．経口抗がん剤による有害事象の出現はDさんのPSを確実に低下させていた．足元がふらついて，手に給湯器の熱湯がかかってしまうなど，日常生活での危険も生じるようになった．腰背部痛の悪化は骨転移の増大の可能性もある．痛みの程度や部位の変化，神経症状や可動障害の出現には注意が必要と考えられた．

🔲 セルフケア支援

　肝がんの骨転移の特徴として，溶骨型の骨病変を示し病的骨折のリスクが高いといわれている．病的骨折による症状を早期発見する重要性をふまえ，腰背部痛の悪化や下肢のしびれや可動障害出現の有無を観察した．加えてDさんや妻に対し，転倒による病的骨折の危険性も加味して安全に過ごせるように生活面のアドバイスやベッドサイドの環境整備を行った．散歩が日課になっていることもあり，特に歩行時の転倒・転落予防に注意するように足に合った履物や手すりの利用などを勧めた．入浴時の転倒を予防するためにも，看護師か妻が見守りを行った．座位の際には無理な姿勢をとらないこと，体幹を強くねじらないことを指導した．

　座位時の痛みの緩和が図れるように，患部に負荷がかかりにくい楽な姿勢を工夫したり，前かがみで足に軟膏を塗布する姿勢は避けるよう説明して，届かない範囲は看護師や妻が行うようにした．「歩きたい」というDさんの希望を支えるために，歩行前にレスキューの予防的な使用も勧めた．

経過 4　骨転移の進行

■ 医師の考察

　治療経過も良好で大きな副作用も出現せず，抗がん剤開始後2週間で退院予定となったが，退院当日に左股関節の痛みが出現し，歩行困難となった．CT施行したところ，恥骨骨折が疑われ，骨盤MRIで精査した．骨折は認めなかったが，骨盤に骨転移があり，近傍への浸潤が認められた．

■ 看護のポイント

🔲 症状マネジメント

　左股関節部にNRS 10の強い痛みと，痛みに伴う歩行障害を認めた．下肢のしびれや麻痺は発症していなかったが，今後発症する可能性も否定できない状態だった．

　看護チームは神経圧排症状の有無について観察を行った．確定診断までは局所の安静と痛みの軽減が目標とアセスメントし，左股関節屈曲を避け体幹や下肢を支えられるようなクッションを使用し安楽な体位を保持した．さらに，排泄行動や食事のセッティング，ADLに伴う体性痛に対するレスキュードーズの使用も加えることで，痛みの緩和と患部の安静を保った．

🔲 急性期の安全・安楽の確保

　骨盤骨転移による股関節痛のため，Dさんは思うように体が動かせなくなった．数日後Dさんは，夜になると眠れずベッド柵に足を乗せて乗り越えようとしたり，「どうしたらいいかわからない」「隣に誰か立っているの？　なんだかよくわからないよ……」と訴え

た．一過性の意識障害，幻覚，昼夜覚醒リズムの障害を呈しており，せん妄を発症した．主な要因として，骨盤骨への転移による強い痛み，歩行障害による身体的ストレス，骨転移が多部位に広がり退院が延期されるといった心理的ストレスによると考えられた．

看護チームは，骨折部位の安静が守れない状態であること，転倒・転落による骨折や外傷のリスクが高いと判断して安全対策を講じた．頻回な訪室に加えて離床センサーも併用し，患者の動きを早く察知することで安楽な体位を保つことを援助した．定期的に排尿を促し，尿器の使用による排尿介助を行った．また，日常生活のリズムが整うように，安静度の範囲内で清潔ケアや日中の覚醒を促すように取り組んだ．

骨転移による心理社会的な影響の理解

骨転移の影響は身体的側面にとどまらず，心理社会的側面に与える影響も大きい[3]．多くの患者は，骨転移の発症によってがんの進行や死の恐怖を現実のものとして実感することとなる．Dさんは，がんの診断からわずか数か月の短い経過で骨転移を体験した．がんが全身へ広がっていく恐怖感や死を意識するストレスの高い出来事であったと考えられる．そして，股関節部の体性痛のため自力で行動できなくなったDさんは，今後自宅に戻れるのかわからなくなり，今まで通りの自立した生活が保障されないかもしれないとの不安感を高めることになった．

看護師は，Dさんの恐怖感や不安に理解を示し，そばで見守るなどの支持的態度やタッチングにより安心感を与えることが重要である．そして，ADLを援助する際には痛みを最小限にするよう配慮し，病的骨折を確実に予防しながら日常生活の支援を提供する．日常生活を保障することもまた大切な心理社会的な支援である．

家族に対するかかわりも不可欠である．骨転移が及ぼす心理社会的な影響をわかりやすく家族に伝え，理解を促すことがDさんを孤独にさせない大切なケアにつながる．今後の療養生活への不安に対し，社会資源の活用を提案するといった対応も求められる．

日常生活を維持するための支援

MRI実施後，整形外科医より骨盤（左恥骨部）骨転移，病的骨折と診断された．左恥骨周囲に軟部腫瘤も形成し，骨外へ進展がみられ，隣接する筋肉へも浸潤が疑われた．左股関節液の軽度貯留を認めるが，大腿骨頭は保たれていた．

非荷重部位のため厳重なベッド上安静は不要となったが，無理な姿勢を避け片足側のみに荷重をかけすぎないよう指導があった．緩和医療チーム担当医からは，骨転移による痛みの軽減や骨破壊の抑制を目的に放射線照射が提案され，単回照射8Gyが行われた．

肝がんに限らず，進行がん患者にとって，日常生活を今まで通りに過ごせるということが患者の闘病意欲にとって重要な意味をもつ．骨転移を発症すると往々にして活動の制限が生じてくる．患者は今まで通り歩いたり出かけたりしたいが，骨転移を起こすと，どうしてよいものかと混乱し，活動を避けてしまうことも多く見受けられる．また，看護師も安全を重んじるあまりに活動を避けるようにかかわる傾向がある．安全の確保は看護の基本である．安全を確保したうえで，患者の準備状態やセルフケアをとり入れる時期を的確に見極め，セルフケアを支援することこそが，看護としての課題である．

患者のQOLを保つためには，痛みを緩和し，安全な体の動きなどの正しい知識を提供し，活動を保持することが重要になる．"できない"のではなく"できることを維持していく"ためにはどのような生活の工夫やリスク管理が求められるのかを，患者や家族と一緒に考えていくことが重要なケアになると考える．安全の保障と安心できる日常生活の調整が看護のポイントになってくる．

まず，骨転移の状況やリスク，現在の歩行状態・ADLが従来の日常生活に与える影響をアセスメントした．Dさんは散歩好きであり，それが療養生活でのよりどころでもあることをふまえると，退院後も散歩ができるためにはどうしたらよいか話し合った．退院までに少しずつ歩行練習を積むこと，杖などの補助具や付き添いの依頼，レスキューの使い方などを患者に指導することについて看護チームで計画した．

肝がんの骨転移病変は多くは溶骨型を示すため，骨折のリスクには常に配慮する必要がある．日常活動がある程度できることも大切だが，前提に安全対策があってのことである．"骨転移をもつ進行がん患者においては，病気自体の症状や経過そしてがん治療による影響によって損傷を負う危険性が高い[4]"といわれている．

退院後，転倒・転落の事故予防へ向けた生活指導，荷重を避けるための補助具や安定して歩行するためのアドバイスが，今できる活動を維持していくために求められる．Dさんの場合，股関節の屈曲を避けること，杖や手すりの利用，足に合った履物を勧め，外出時は妻と手をつなぐことなどを提案した．病的骨折の予防方法として，免荷歩行はもちろんのこと，立ち上がる際に片足に体重がかかる姿勢をとらないこと，安全な入浴方法など，骨転移部に力が加わることを避けるように説明した．

がんの進行やがん治療の影響をふまえた支援

Dさんは骨転移に加え，肝がん自体の症状や抗がん剤の有害事象による影響によって全身状態の低下を引き起こした．肝がんはその進行に伴い，肝機能悪化や肝硬変の進行とともに腹水貯留や全身状態の悪化，さらには肝性脳症による意識障害も引き起こす．Dさんも同様に，化学療法による全身倦怠感や食欲不振や下痢，骨転移による可動障害や痛みの悪化によってPSが2-3まで低下した．退院後も，がんの進行に伴う症状や化学療法の有害事象の経過について，患者や家族は症状の変化に注意しなければならない．骨転移についても今後さらに病変が進行する可能性もふまえ，症状の早期発見につながるような説明・指導を患者や家族に行うことが重要であった．腰背部痛の急激な悪化や他部位の痛みの出現がないか経過を追い，四肢・脊椎・肋骨の痛みにも注意する．具体的な表現で症状や悪化の徴候を説明し，病院への連絡方法・流れも明確に示しておくことが大切である．

上記について看護チームで話し合い，Dさんのせん妄が改善した時期に，退院へ向け患者と家族へ注意すべき症状の説明，受診行動の指導を行った．また，ソラフェニブによる手足症候群のセルフケアも継続できるように，妻への指導を行った．

痛みの閾値を上げるケア

Dさんは廊下を歩行したりロビーで過ごすことが多かったが，骨盤への転移により自

力での移動が困難となった．日中は車椅子でロビーへ移動して気分転換を図れるよう援助した．Dさんのじっとしていられない気持ち，ストレス，元来散歩好きであることを尊重した支援によって，痛みの閾値を上げるようかかわった．

つながる看護

　骨転移には，早期診断・治療・症状緩和，そしてリハビリテーションを含めた包括的なチームアプローチが患者のQOL向上や生命予後改善に向けて求められる．Dさんの場合，骨転移診断から進行まで約1か月と非常に短期間で経過した．消化器内科主治医，整形外科医，麻酔科医，放射線科医，そして病棟看護師，緩和ケア認定看護師，がん看護専門看護師，薬剤師といった多職種がかかわり，退院へ向けて支援した．

　多職種が協働して患者の苦痛を全人的にアセスメントし，目標を共有することが患者のQOLに大きく寄与する．施設によっては，放射線科医，リハビリ医をはじめとする多職種協働を活用したがん骨転移患者に対するチームアプローチも取り組まれ始めている．そのような動きのなか，患者の療養生活に最も寄り添っている看護師が果たす役割はより重要である．多職種による包括的アプローチとは，看護師によるコーディネートによってより効果的に発揮されるはずである．患者を中心として取り巻く多職種との調整役割を果たすことが，「つながる看護」だと考える．Dさんは，歩行訓練を続けることを療養生活のよりどころとしていた．QOL向上へ向けて安全な歩行や骨折予防を目的としたリハビリテーションの導入などを検討するアプローチも，一歩踏み込んだ「つながる看護」として求められたのではないだろうか．

　今日ではがん治療の成績向上により，骨転移まで進行した状態でも通院治療や自宅での療養生活が長期的に可能になるケースも増えてきている．このような患者や家族を支えるためには入院中だけでなく通院治療や在宅療養においても継続した看護が求められている．患者の療養の場を問わない継続看護も「つながる看護」である．

経過5　その後の経過

医師の考察

　ペインクリニックでの神経ブロックにて症状も徐々に改善し，歩行可能となった．整形外科医より，重い物を持つなどして負荷をかけなければ歩行可能であると判断され，退院となった．

　現在外来で抗がん剤内服継続中であり，大きな副作用も認めていない．最新のCT検査では，肝細胞がん，肺転移，骨転移いずれも増大はみられていない．ゾレドロン酸水和物（ゾメタ®）は1か月に1度投与している．痛みに対しては，症状に合わせ種々の神経ブロック注射を施行しコントロールできており，経過は良好である．

看護のポイント

　せん妄症状は次第に落ち着き，放射線単回照射の効果もあり左股関節の痛みのコント

ロールも可能になった．歩行状態はつたい歩きまで回復し，レスキュードーズを使いながらDさん自身のよりどころである歩行訓練も少しずつ再開した．スタッフらが危惧していた転倒・転落や病的骨折は，日常生活の安全確保へ向けた見守り，食事のセッティングや清潔ケア，移動の援助などによって回避できた．

　Katagiriらは，骨転移例の予後不良因子に，肺がんとともに肝がんが原発巣であることを挙げている[5]．多くは慢性肝炎，肝硬変の経過中に発生するため，肝機能や全身状態の不良な例が多く，治療法・予後のリスクとなる[6]．消化器がん骨転移の場合，乳がんなどと比べ予後は急激な悪化をたどるケースが多い．

　Farrellは，骨転移による身体的・精神的な衝撃は軽んじられるべきではなく，身体的・精神的衝撃を受けた患者に対するQOL向上へのサポートの大部分は看護師に委ねられている，と述べている[7]．今回のケースでも，身体的・精神的衝撃の大きさを看護チーム内で理解したうえで患者のQOLを保つためにケアを模索できた．骨転移には集学的な治療が必要とされるため，主治医と看護チームに加え整形外科・放射線科・麻酔科の医師，薬剤師，緩和ケアチーム，リハビリテーション部門などの多職種，他部門の協働が不可欠である．Dさんに対するケアも，それぞれ専門の立場からのアセスメントがディスカッションされ患者の目標を共有できたことによって，QOLの維持が可能になったと考える．

　Dさんは退院前には痛みも緩和され，つたい歩きが可能になるまで回復した．治療効果が得られなくなるまで経口抗がん剤は継続されるため，今後の療養生活へ向けて介護申請などの必要性を伝えた．結果的にはDさんの意向で介護サービスは導入しなかったが，骨転移のある進行がん患者が抗がん剤治療を続けながら療養生活を送っていくためには，社会的資源に関する情報提供や調整は重要である．いつでも活用できるように情報提供をしておくだけでもよい．Dさんと家族に対しては，日常生活上の留意点や症状についてパンフレットで説明した．体調の変化や不安が生じればいつでも相談可能であること，具体的な連絡方法，窓口を伝えた．継続した看護支援を受けられるように外来・病棟間で問題点や支援してほしい内容を共有しておくことが退院後の療養生活を支える不可欠な看護支援である．

　本項では，肝がんによる骨転移を発症し化学療法を受けながら療養生活を送る症例に着目した．消化器がんの場合，化学療法の有害事象が患者の日常生活や全身状態に与える影響は大きい．化学療法中は有害事象に加え体力を消耗しやすくなるため，日常生活を維持できるように患者とともに日々の過ごし方を考えることも重要な看護である．なかでも肝がんでは，慢性肝障害や肝硬変を背景にもつ例が圧倒的に多い．Dさんの場合は肝機能が保たれていたが，肝機能障害による倦怠感・易疲労感・食欲不振・腹水貯留などの症状や，骨転移の症状との関連をアセスメントすることが看護師に必要とされる．そして，患者自身が症状に気付きセルフケアできるようにアプローチすることが大切である．骨転移による痛みのマネジメントや骨折予防に加え，消化器がんの症状や治療の有害事象も含めてのセルフケア支援は複雑化しやすい．専門的なリソースの活用はもちろんのこと，がんの治療プロセスに沿って外来診療場面や在宅療養をつなげられる継続した看護支援が求められる．

引用文献

1) 眞鍋 淳．(2012)．がん骨転移に対する集学的治療―骨転移 Caner Board と Bone Management．癌の臨床，58(1)，43-50．
2) 日本肝臓学会．(2013)．肝癌診療ガイドライン2013年版．p.13．
3) 阿部泰之．(2012)．【がんを生きる人への心理社会的ケア―困難な状況の理解と対応】(第Ⅱ部) 各がん疾患の心理社会的側面と必要な支援 骨転移による多重の喪失経験とその支援．緩和ケア，22(Suppl)，70-73．
4) Monczewski L. (2013). Managing bone metastasis in the patient with advanced cancer. Orthop Nurs, 32(4), 209-216.
5) Katagiri H, Takahashi M, Wakai K, Sugiura H, Kataoka T, Nakanishi K. (2005). Prognostic factors and a scoring system for patients with skeletal metastasis. J Bone Joint Surg Br, 87(5), 698-703.
6) 厚生労働省がん研究助成金 がんの骨転移に対する予後予測方法の確立と集学的治療法の開発班(編)．(2004)．骨転移治療ハンドブック．pp169-175，金原出版．
7) Farrell C. (2013). Bone metastases: assessment, management and treatment options. Br J Nurs, 22(10), S4, S6, S8-11.

（米村 智子，梶原 敦）

索引

数字・欧文

数字

Ⅰ型コラーゲン架橋 N-テロペプチド（NTX） 6, 7
Ⅰ型プロコラーゲン-N-プロペプチド（P1NP） 6, 7
^{89}Sr 63
^{99m}Tc-HMDP 25
^{99m}Tc-MDP 25

A

absent kidney sign 28
ARN：Association of Rehabilitation Nurses 119, 120
ASCO：American Society of Clinical Oncology 90, 119

B

BAP：bone specific alkaline phosphatase 6, 7
beautiful bone scan 26
BMP：bone morphogenetic protein 8
BOMET-QoL 121
bone window 20
BSC：best supportive care 161, 182

C

CLS：child life specialist 146
cold lesion 25
COX：cyclooxygenase 47, 48, 50
―― -1 47-49
―― -2 47-50

D

DIC：disseminated intravascular coagulation 11
DVT：deep venous thrombosis 2, 111, 116, 130, 132, 133

E

ECOG-PS 123, 125, 133
EGFR：epidermal growth factor receptor 150, 161, 162
EORTC-QLQ-BM22 121, 122
EORTC-QLQ-C30 121

F

FACT-BP 121
FIM：Functional Independence Measure 123, 125
flare 現象，画像診断 28
Frankel の分類 123, 125

I

ICF：International Classification of Functioning, Disability and Health 123, 126
IGF：insulin-like growth factor 3, 9
―― -Ⅰ 8, 9, 11
IL（interleukin）-7 5, 6
ivory vertebra 23

K

Kirschner 鋼線，手術療法 67

M

Mirels のスコア 99, 124, 127
MPR：multi-planar reconstruction 20

N

NRS：Numerical Rating Scale 124, 138, 139, 150, 152-155, 160, 176, 180, 183, 184
NSAIDs：non-steroidal anti-inflammatory drugs 41, 46-50, 57, 109, 139, 165, 167, 173
――，放射線治療時 110
NTX：type Ⅰ collagen cross-linked N-telopeptides 6, 7

P

P1NP：procollagen type Ⅰ-N-terminal propeptide 6, 7
PD：progressive disease 165
pedicle sign 24
PG：prostagrandin 46, 49
PIVKA-Ⅱ 177
PS：performance status 36, 70, 96, 111, 113, 124, 132, 161, 162, 179, 182, 183, 185
PTH：parathyroid hormone 8, 18
PTHrP：parathyroid hormone-related protein 3, 9, 11

R

RANK：receptor activator of NF-κB 7, 9, 11, 39, 42
RANKL：receptor activator of NF-κB ligand 5, 6, 8, 9, 11, 39, 42
RANKL 阻害薬 38, 42-44
―― とビスホスホネート製剤の比較 44
reduced kidney sign 28

S

self-efficacy 140
SINS のスコア 124, 127, 128
SRE：bone skeletal related events 26, 35, 37, 38, 41, 42, 44, 94-96, 124, 177, 183
super bone scan 26, 28
SVR：sustained viological response 175, 176, 179

T

TES：total en-bloc spondylectomy 73
TGF-β：transforming growth factor-β 3, 5, 6, 8, 9, 11
TMN 分類 166
TNF-α：tumor necrosis factor-α 5, 6
TRACP-5b：tartrate-resistant acid phosphatase 5b 6, 7

V

Volkmann 拘縮 105

W

WHO 方式がん疼痛治療法 51
WHO 方式三段階除痛ラダー 46, 47, 140, 142

191

和文

あ

アセトアミノフェン　40, 50, 138, 179, 180, 182
アポトーシス　38
アミトリプチリン　56
アモキサピン　56
アレディア®　38, 39

い

痛みのフレア現象，放射線治療　116
イレッサ®　151
インスリン様増殖因子(IGF)　3, 9, 11

う・え

ウイルス学的著効状態(SVR)　175, 176, 179
エスケープ現象　45
エルカトニン　43
エルシトニン®　43

お

起き上がり時の介助，脊椎骨折時の　112
オピオイド　41, 51, 109, 113, 139, 142-144, 145, 179, 183
――，放射線治療時　110

か

可及的切除，手術療法　68
荷重骨　17, 95, 98
ガバペンチン　55, 56
カルシトニン　41, 43
カルバマゼピン　56
完全骨折　66, 67

き

機能評価自立度評価法　123, 125
急性期有害事象，放射線治療における　62
胸椎コルセット　110, 111

く

くも膜下フェノールブロック　75-78
クロナゼパム　56

け

頸椎カラー　81, 110, 111
経皮的コルドトミー　79
経皮的椎体形成術　71
ケタミン　55, 56
ゲフィチニブ　151, 162
原発性悪性骨腫瘍　2, 23

こ

抗RANKL製剤　11
高カルシウム血症　3, 18, 19, 35-41, 43, 44, 96, 134
硬性コルセット　17, 83
後方除圧固定術　71
硬膜外ブロック　76, 77, 182
股関節固定装具　84
国際生活機能分類(ICF)　123, 126
姑息的手術　66, 71
骨芽細胞　3, 4, 6-9, 11, 21, 28
骨型アルカリホスファターゼ(BAP)　6, 7
骨型酒石酸抵抗性酸性ホスファターゼ（TRACP-5b)　6, 7
骨関連事象(SRE)　26, 35, 37, 38, 41, 42, 44, 94-96, 124, 177, 183
骨吸収抑制薬　38-44
骨条件の画像　20
骨髄がん症　14, 66
骨粗鬆症　5, 91, 99
骨代謝マーカー　5, 35
骨癒合　66, 100, 101
骨梁間型(骨梁間型転移)　11, 12, 15, 22, 25, 95
コルセット　130, 134, 182, 183
混合型(混合型転移)　11, 12, 15, 16, 22, 94
根治的手術　66
コンパートメント症候群　105

さ

細胞死　38
三段階除痛ラダー，WHO方式　46, 47, 140, 142

し

シクロオキシゲナーゼ(COX)　47, 48, 50
自己効力感　140
腫瘍細胞増殖因子　9
腫瘍脊椎骨全摘出術(TES)　73
腫瘍増殖因子(TGF-β)　3, 5, 6, 8, 9, 11
腫瘍搔爬，手術療法　66
腫瘍崩壊症候群　18
腫瘍マーカー　19, 35
上皮成長因子受容体　150, 161, 162
神経根ブロック　76, 77, 182
進行病変(PD)　165
人工関節置換術　17, 114
人工股関節置換術　84
人工骨頭置換術　17, 68
――，手術療法　66
人工肘関節置換術，手術療法　67
深部静脈血栓症(DVT)　2, 111, 116, 130, 132, 133

す

髄内釘固定　68, 69, 115
――，手術療法　66, 68
数値的評価スケール(NRS)　124, 138, 139, 150, 152-155, 160, 176, 180, 183, 184
スクリュー固定，手術療法　68
ストロンチウム-89　63

せ

切迫骨折　66, 67, 69, 107
セメント充填　67, 68
――，手術療法　66
全身状態(パフォーマンス・ステータス, PS)　36, 111, 113, 122, 124, 131, 140
全人的苦痛　100, 138, 164, 171, 172
全米腫瘍学会(ASCO)　90, 119

そ

創外固定，手術療法　68
象牙様椎体　23
造骨型(造骨型転移)　11, 12, 15, 16, 19, 22, 23, 25, 94, 95
ゾメタ®　38, 39, 96, 138, 140, 183, 187

ゾレドロン酸　39, 40, 96, 138, 177, 183, 187

た

多断面再構成画像(MPR)　20
多発性骨転移　14, 27, 64, 66, 100, 111, 132, 138-140, 149, 150, 157, 158, 165, 166, 171
弾性ストッキング　111
単発性骨転移　14, 66

ち・つ

チャイルド・ライフ・スペシャリスト（CLS）　146
長管骨　17, 24, 34, 84, 98, 134
鎮痛補助薬　55, 56
椎弓根徴候　24

て・と

低カルシウム血症　40-43
デキサメタゾン　56
デノスマブ　38, 42, 96, 139, 150, 183
デュロキセチン　56
デルマトーム　75-77, 95, 109, 142
転移性骨腫瘍　2, 3, 6, 23, 26, 182, 183
徳橋スコア　68, 70

の

ノルトリプチリン　56

は

破骨細胞　3, 4, 6-9, 11, 21, 38
破骨細胞分化因子　8, 42
破骨細胞分化因子受容体　7, 42

播種性血管内凝固症候群(DIC)　11
パフォーマンス・ステータス(全身状態, PS)　70, 96, 132, 162, 179, 182, 183, 185
パミドロン酸　38-40
バルプロ酸　56
ハローベスト　82
パロキセチン　56
晩期有害事象，放射線治療における　63

ひ

非荷重骨　98-106
非ステロイド性消炎鎮痛薬（NSAIDs）　41, 46-50, 57, 109, 139, 165, 167, 173
———，放射線治療時　110
ビスホスホネート　11, 38, 40, 96, 139, 140, 150
———とRANKL阻害薬の比較　44
ピックアップ歩行器　114, 115
ヒト型IgG$_2$モノクローナル抗体　42
ヒト型抗RANKLモノクローナル抗体　44, 96
びまん性骨転移　14, 66

ふ

ファンクショナル装具　84
フィラデルフィア装具　17, 81, 82
フェニトイン　56
フォルクマン拘縮　105
副甲状腺ホルモン(PTH)　8, 18
副甲状腺ホルモン関連タンパク（PTHrP）　3, 9, 11
フレア現象，画像診断　28
プレート固定，手術療法　68

フレームコルセット　83
プレガバリン　55, 56, 142
プロスタグランジン(PG)　46, 49

へ

ペインスケール　140
ベストサポーティブケア(BSC)　161, 182
ベタメタゾン　56

ほ

膀胱直腸障害　131
放射線宿酔　114

ま行

マジックハンド　111, 112
ミラノ基準　180
メキシレチン　56
メタストロン®　64

や行

有害事象，放射線治療における　62, 63
溶骨型（溶骨型転移）　11-13, 15, 16, 19, 22, 23, 25, 38, 39, 94, 95, 184, 186
溶骨性変化　3, 34, 67
腰椎コルセット　110, 111
予後予測スケール　68, 124

ら行

ランマーク®　38, 42, 96, 150
リドカイン　56
肋間神経ブロック　79